均整術師 鈴木貴恵

監修 山下真理子

潤う力

膣圧調整ストレッチ

飛鳥新社

#「感じる」力を取り戻せば、女性本来のリズムがよみがえる！

セックスや膣まわりの健康のことで、
悩んでいたお客様の声から
つくられたメソッド、
それが「膣圧調整ストレッチ」です。
整体学から女性の「感じる」力に
まじめに向き合いました。

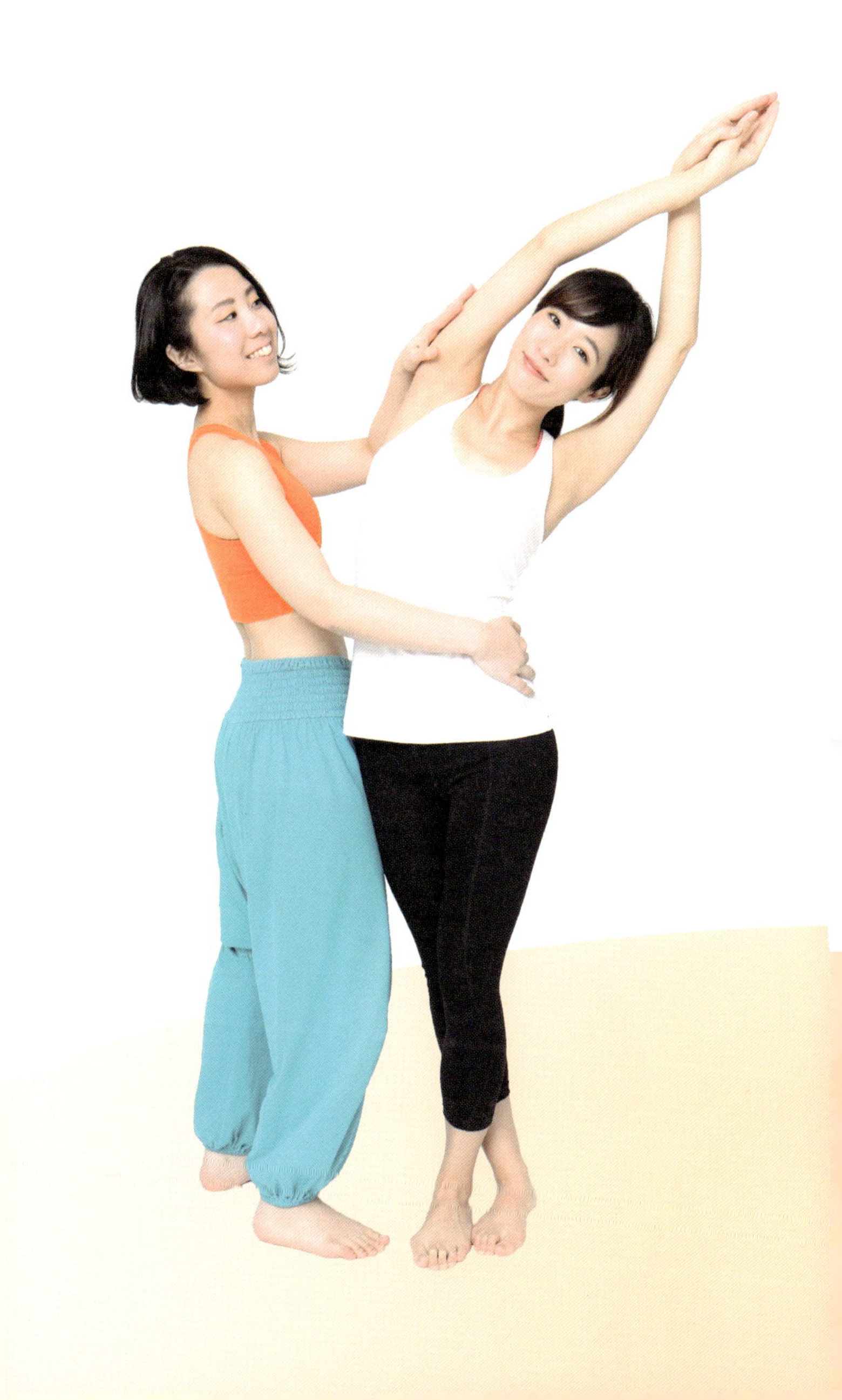

腟圧調整ストレッチの基本は3つ

1
微振動で
骨盤を
ゆるめる

2
リンパを
流して
不要物を排出

3
下半身の
筋トレで
腟圧を高める

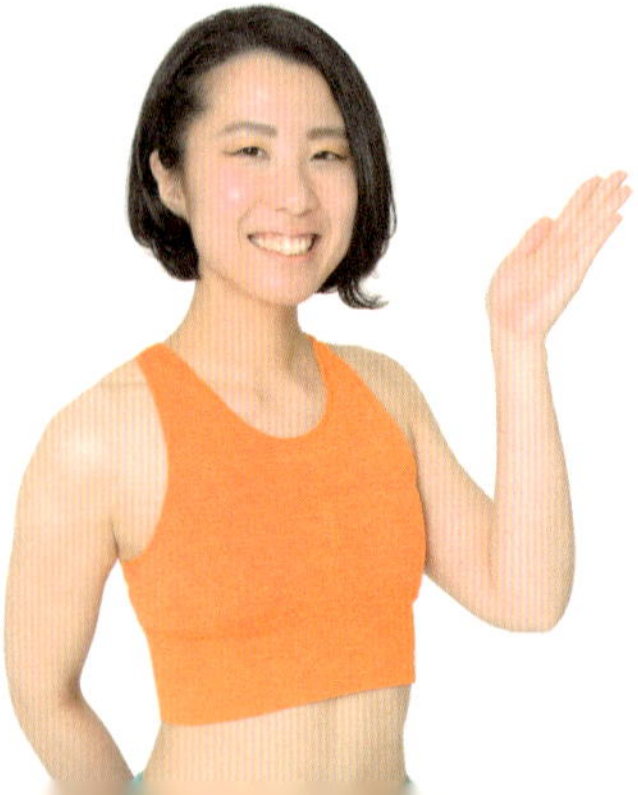

1 微振動で骨盤をゆるめる

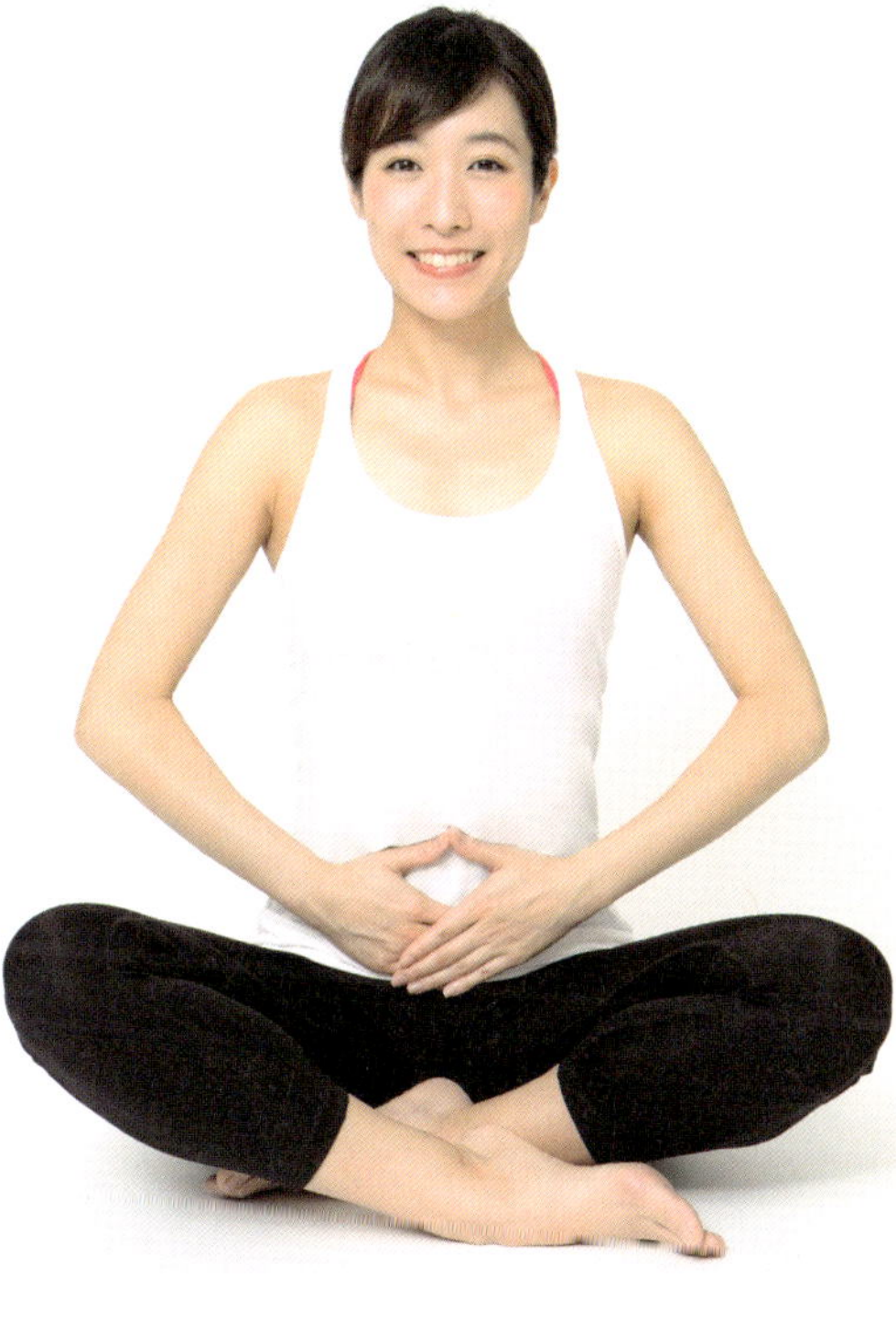

2 リンパを流して不要物を排出

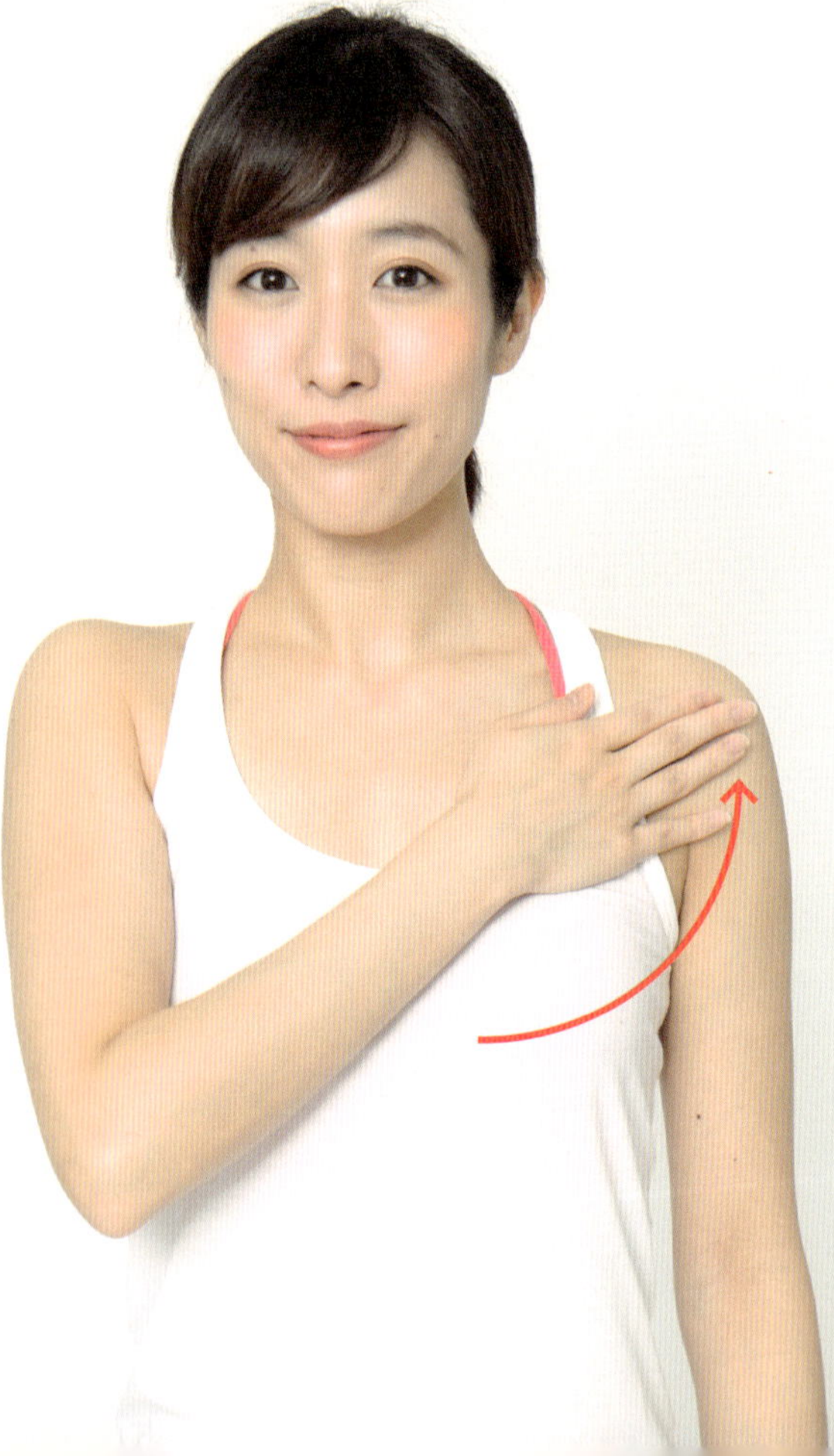

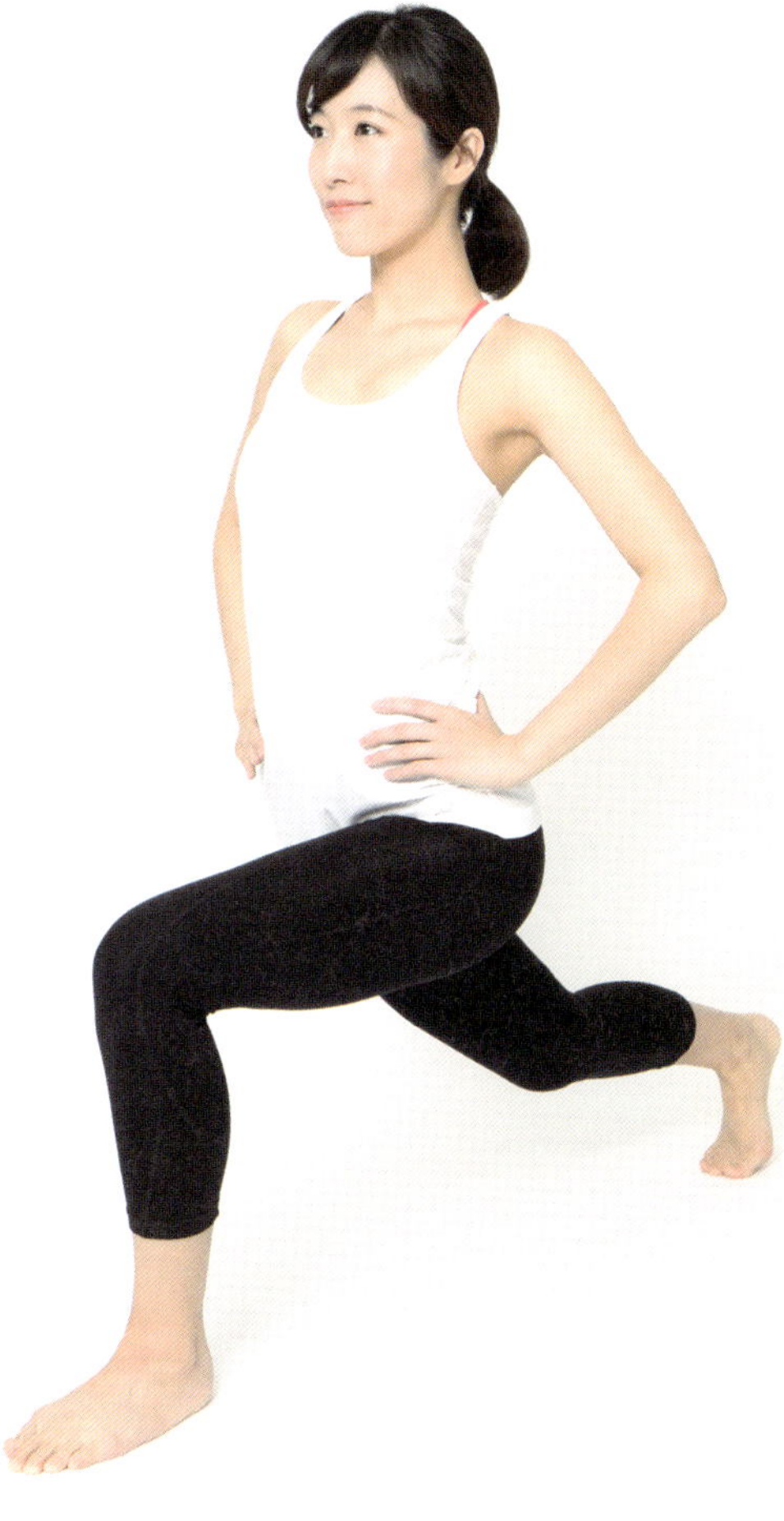

3 下半身の筋トレで腟圧を高める

はじめに……14

1章 セックスがよくないのは、からだの不調が原因

感覚が鈍ると、セックスがイヤになる……22
からだの調子は、「感じ方」でわかる……24
自律神経の乱れが、感じないからだをつくる……27
ストレスから愛を受け取れないからだに……29
ちょっとした動作でからだは変わる……31
触れ合いを通したコミュニケーション……34
自分が今、どんな状態かわかっていますか？……36
感じる力を取り戻すと全てが好転する……37
閉経後でも年下の彼と再び楽しめるように！……37
からだが柔らかくなり挿入もラクに！……39

2章　「感じるからだ」は筋力がつくる

運動不足・加齢によって、筋肉は減っていく……44
下半身にある大きな筋肉を鍛えると、感度は早くアップする！……46
血流がいい人は、フェロモンの働きも高まる……49
質のいい筋肉は、リンパを流してつくる……51
長時間同じ姿勢はとらない……53
感度は、骨盤の硬さで決まる……55
お尻が硬い人は骨盤も硬い……56
骨盤まわりの柔らかさと濡れやすさは比例する……58
性器まわりの筋力がオーガズムをつくり出す……60
骨盤底筋群を衰えさせる紙ナプキン……64
布ナプキンで子宮の冷えをとる……67
子宮口の柔らかさは妊娠率をあげる……68

3章 感じるからだをつくる「膣圧調整ストレッチ」

膣圧調整のステップは3段階 …… 72
ステップ1 微振動で骨盤をゆるめる …… 74
・腹式呼吸 …… 76
・仙骨ゆらし体操 …… 80
・立ってゆれるだけ …… 82
・骨盤の開閉ストレッチ …… 86
・ダンシングベア …… 94
ステップ2 リンパを流して不要物を排出 …… 96
・リンパ節なでなで …… 98
・脚ぐるぐるリンパケア …… 104
・腕ぐるぐるリンパケア …… 108

ステップ3 下半身の筋トレで、膣圧を高める

ステップ3 下半身の筋トレで、膣圧を高める……110
・可動域を広げる……112
・太もも引き締め……116
・空気イス筋トレ……120
・ランジのポーズ……124
・立つだけスクワット……128
・血流アップ脚のツボ……132
・子宮に効く指もみ……134

4章 二人の関係がヘルシーになる

もっと気軽にとらえよう……138
思い込みを外す……140
二人の関係にマンネリはない！……143
抵抗感は、隠さず口に出す……144
相手を振り回すくらい積極的な女性になる……146
マンネリを防ぐマル秘テク……147
セックスレスはコミュニケーション不足……149
疲れている日は最後までしなくてもいい……151
ゴールは「気持ちいい」こと……152
からだを知ることがいいセックスへの第一歩……154
ＡＶがお手本では、女性は気持ちよくなれない……156

フェザータッチで感じるレッスン……158
おへそまわりも性感帯……159
ご無沙汰でも大丈夫なからだをつくる……161
セックスありきで決めてもいい！……164
理想の彼氏を引き寄せる呼吸法……166
出会いはどこにでもある……170

おわりに……172

はじめに

はじめまして。鈴木貴惠と申します。私は、東京、神奈川を中心に、均整術師として、女性たちのインナーマッスルを鍛えたり、血流を促進したりして、サイズダウンやゆがみ改善を促すパーソナルトレーニングをおこなっています。

つらい運動をすることなくほとんど寝ているだけで、ウエストが細くなったり、小顔になったり、肩こりや腰痛がなくなったりとすぐに効果を実感できると、とても喜ばれているのですが、実は、それ以上に喜ばれているトレーニングメニューがあります。

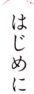

それは、「膣圧調整ストレッチ」。いわゆるシークレットメニューです。いい膣とは潤いがあり、締める、ゆるめるのバランスがとれた弾力性のある状態をいいますが、まさにそうした理想の膣をつくるためのストレッチです。

このメニューは、お客様との会話のなかから生まれました。パーソナルトレーニングで一人ひとりのお客様と、からだに触れながら会話をしていると、お客様の心も和むのでしょう。自然にさまざまな悩みを打ち明けてくれるようになります。

そのなかでもっとも多いのが性の悩み。セックスに関するものです。濡れないので痛い、からだが硬くていろいろな体位がとりづらい、イッたことがない、オーガズムがよくわからない、あまり気持ちよくない、ずっとセックスレス、一人エッチをしたことがない……。

セックスに関する悩みを抱えながらも、誰にも打ち明けることができず、悩んでいる女性たちがとても多いことに気づいたのです。

そこで、パーソナルトレーニングの経験とからだのしくみ、これまでの自分の経験を組み合わせて、性の悩みを解消する方法を開発しました。

それが、この本で紹介する「膣圧調整ストレッチ」です。


なぜ膣を鍛える必要があるのかというと、現代女性の膣は昔の女性に比べて衰えているからです。その原因としてあげられるのが、洋式トイレと紙ナプキンの普及、そして、デスクワークや車社会など、下半身に意識を向けたり、からだを動かす必要のない生活様式になったこと。

のちほど詳しく説明しますが、近代化によって便利な生活を送ることができるようになった一方で、膣圧にかかわる骨盤底筋群《こつばんていきんぐん》（骨盤の底部に位置する筋肉群）や腹部、下半身の筋肉は老化をたどり、弾力性のない乾いた膣をつくる要因にもなっているのです。

加えて、競争社会のなかで過度のストレスを抱える女性たちは「感じる力」を失っています。本来、楽しむこと、喜び合うこと、分かち合うことに幸せを感じる女性が、他者からの評価を求めて男性社会のなかで生きることは、苦痛以外の何ものでもありません。

しかし、「感じる力」がないので、自分の状態さえも感じとることができず、ホルモンバランスが乱れ、生理不順、排卵障害、更年期障害、不妊、冷え、便秘、肥満……など、婦人科系をはじめ、あらゆる不調を招いているのです。

腟圧というと、男性を喜ばせるために強く締めつけられる腟になりたい、と思うかもしれませんが、私が伝えたいのはそういうことではありません。あくまでも、女性自身が気持ちよくなるため、そして、女性本来のリズムを取り戻すために、腟圧調整ストレッチで「感じる」力をつけていただきたいのです。

本書で紹介するストレッチはどれも簡単で「え？　これだけでいいの？」と驚かれる方もいらっしゃるでしょう。

でも、本当にちょっとのエクササイズでいいのです。なぜなら、下半身の筋肉を鍛えるには、激しい動きよりも緩やかな動き（微振動）のほうが効果的だからです。

性生活に悩むお客様たちに、このストレッチメニューを続けてもらったところ、

・濡れるようになり、セックスが気持ちよくなった
・イク感覚がわかった
・筋力がついて、積極的にセックスの時間を楽しめるようになった
・彼との仲が深まった

・彼が誘ってきてくれてセックスレスが解消された

などうれしい声がたくさん届くようになりました。

また、それだけにとどまらず、

・生理が順調にくるようになった
・念願の妊娠ができた！
・基礎体温が上がった
・痩せて、肌もキレイになった
・便秘が解消した
・1年ぶりに彼氏ができた
・男性から声をかけられる機会が増えた
・仕事でプロジェクトメンバーに選ばれた
・毎日が明るい気分で過ごせるようになった

など、日常生活でもいいことがたくさん起こるようになったという報告をいただくようになりました。

セックスがよくなると魅力的になり生活も充実するという事実から、セックスと外見、内面は密接な関係にあることがわかります。

セックスや性の悩みというと、まだまだ人には言えない、秘密にすべきものというイメージがありますが、これらと向き合うことは、日々の生活、仕事、ひいては人生にもかかわる大切なことなのです。

幸せな性生活を送り、潤いのあるからだを取り戻すためにも、ぜひこの本のメソッドを取り入れてください。

仕事も恋もセックスも楽しんで、ご機嫌な自分になりましょう！

1章

セックスがよくないのは、からだの不調が原因

感覚が鈍ると、セックスがイヤになる

あなたは、気持ちいいセックスをしていますか？

濡れない、感じない、挿入されると痛い……そんな悩みを抱えながらも、彼にそのことを伝えたら気まずくなりそうで、一人で我慢していたりしませんか？

セックスで気持ちよさを感じられないと、感じない自分を責めてしまう女性も多いのですが、感じないのは感覚が鈍くなっているからであって、感覚を取り戻せば誰でも感じられるようになれます。

なぜ感覚が鈍くなっているのかというと、からだの調子がよくないからです。

たとえば、風邪のひき始めを思い出してみてください。集中できずぼぉーとして、いつもより反応が鈍くなったりしませんか？

それと同じように、からだの調子が整っていないと、私たちの感覚は鈍ってしまうのです。

そもそも、セックスとは「感じる行為」そのものです。感覚がクリアな状態でするのと、感覚が鈍っている状態でするのとでは、気持ちよさに雲泥の差が出て当然です。

本来、人は快感を得ると、幸せホルモンといわれるオキシトシンが分泌され、多幸感を得て、相手を受け入れるために膣が濡れるようになります。

しかし、感覚が鈍っていると、快感を得られないのでオキシトシンの分泌も減少し、セックスが気持ちいいものではなくなってしまいます。

こうなると、セックスに対するイメージが悪くなってしまうのでどんどん苦痛になり、性生活がつらいものになったり、セックスレスになったりしてしまうのです。

からだの調子は、「感じ方」でわかる

セックスで気持ちよさを感じられないのは、からだの不調によって感覚が鈍くなることが原因です。そういうと、セックスに悩みを抱えている人から「別に体調は悪くありません」「普段と変わらず仕事をして、日常をこなしています」といった声をいただきます。

それは、からだの不調を自覚していないからです。私がいう「からだの不調」とは、普段の生活に支障をきたすような不調だけではなく、ちょっとしたストレスも含みます。

ストレスは知らないうちにからだの機能を低下させます。そして、血流やリンパをとどこおらせ、筋肉を緊張させて、感じないからだをつくってしま

うのです。

現代の情報社会、競争社会に生きる私たちは、毎日やることが山積みで、頑張らないと認められないと自分を追い込む傾向にあります。しかし、からだには限界があります。それを教えるため、からだは無理をすると私たちにサインを送ってくれています。

肌荒れ、食欲減退、食べ過ぎ、便秘、腹痛、だるさ、微熱、呼吸が詰まる感じ、肩こり、腰痛などはもちろん、セックスのときに膣が濡れない、感じない、イケない……などもサインなのです。

でも、たいていの人は、ささいなからだの声を無視して、ひたすら仕事をしたり、用事を入れたりして、忙しくしているのが現実です。

私は、セックスは自分の状態を知るバロメーターだと思っています。ですので、濡れにくい、全然イケない……そんなときは、疲れている自分を自覚し、睡眠をたっぷりとったり、ヘルシーな食事を心がけたりして、からだに優しい生活を送るようにしています。それは過去に苦い経験があるからです。

普段は性欲が強めの私ですが（笑）、なぜかセックスをする気になれず、しても気持ちよさを感じられないことがありました。そのときは膣がカサカサして潤いがなく、歩くと膣がスレて痛みを感じたほど。

でも、そのことを深刻にとらえていなかった私は、いつもと変わらぬ不摂生な生活を続けていたのです。

そんなある日、セックスをしたら出血し、痛みで動けなくなってしまいました。何かがおかしいと思い病院に行くと、腹水がたまっていて、子宮内膜症の一歩手前になっていたのです。

それからは、セックスのときに感じる小さな感覚も見逃さないようにしています。自分でも気づいていないからだの不調がないかどうか、セックスの感じ方をバロメーターにして、自分の状態をふりかえってみてください。

自律神経の乱れが、感じないからだをつくる

ストレスは、なぜからだの機能を低下させてしまうのでしょうか。

それは、自律神経のバランスが崩れてしまうからです。

私たちのからだにはさまざまな神経が張り巡らされていますが、そのなかでも心臓を動かしたり、内臓の働きを調整してくれたりと、自分の意思とは関係なく24時間働き続けてくれているのが「自律神経」です。

自律神経には、からだを緊張させ集中力を高めるときに働く「交感神経」と、からだを弛緩《しかん》させ、リラックスするときに働く「副交感神経」の2つがあります。

この2つの神経はバランスよく働いていることが大切。なぜなら、自律神経が整うことで血流やリンパの流れがよくなり、新陳代謝《しんちんたいしゃ》がうまくいくよう

になったり、正常なホルモン分泌が促されたりするからです。

からだの巡りがよくなると、からだ全体の調子もよくなり、感覚も鋭くなって、セックスも気持ちいいものになっていきます。

ところが、ストレスがかかると自律神経が乱れます。その結果、血流やリンパの流れがとどこおり、新陳代謝がうまくいかなくなって、むくんだり、冷えを発症したりします。

ホルモンは脳の視床下部《ししょうかぶ》から分泌されますが、その指令も誤作動をおこし、ホルモン分泌に異常をきたします。すると快感を得ることができず感じにくいからだになり、セックスが気持ちよくなくなってしまうのです。

次に、私が実際に体験した、ストレスが引き起こす感じ方への影響についてお話しします。

知らないうちにストレスがたまっていないか、感じてみてください。

ストレスから愛を受け取れないからだに

私は大学を卒業後、就職のため東京に引っ越し、慣れない一人暮らしをしながら、アパレル会社に勤務していました。

高校ではオペラを公演する合唱部で衣装係を担当。服をゼロからつくる楽しさに目覚め、将来は服の世界を目指そうと、大学に通いながら服飾の専門学校に通い、やっと手に入れた憧れの就職先でした。

ところが、職場は女性社員が強い雰囲気で、男性社員は権力のある女性に虐《しいた》げられるのが常。新人の私は、女性上司の悪口と無視が横行するタバコの充満する職場で、無言でパソコンに向かい雑用に明け暮れる日々。残業も重なり、極度のストレスでどんどん太っていったのです。

つらい気持ちを隠すように、夜食に牛丼やお菓子、ファストフードを食べるようになりました。すると、あっという間に10kg以上太り、服はパンパンに。原因不明の高熱が出たり、夜は呼吸ができなくなったりと、病んでいったのです。

当時、大学時代からつきあっていた年下の彼氏がいたため、彼が心配して東京まできてくれましたが、彼氏さえ敵に見えるほど。久しぶりに会ってセックスをしても感覚が麻痺《まひ》しているので、まったく感じることができず、彼の触れ方も雑に感じてしまい、愛を受け取れなくなっていったのです。

いつしか、彼は私を好きじゃないんじゃないか？　誰かほかに好きな女性がいるんじゃないか？　と疑い始め、勝手な妄想で失恋。

その後、すぐに会社も倒産し、無職になって残ったのはむくみきったからだと、未来への不安だけになってしまいました。

これではいけないと、自分が何を求めているのかを模索していくうちに、学生のころに3カ月だけ通ったホットヨガで心が解放された心地を思い出しました。

ちょっとした動作でからだは変わる

そこで、それを仕事にできたらと思い、採用試験を受けたところ合格。新規事業部のパーソナルトレーニング部門に誘われたことがきっかけで、女性を美しくするボディーメソッドを教えるようになったのです。

それまでは、ダイエットといえば、きつい食事制限をする、エステに通ってマッサージの痛みに耐えるという考えしかありませんでしたが、パーソナルトレーナーとしての技術を学ぶうちに、筋肉を動かしてからだの循環を整えるだけで、すぐにボディーラインに変化が出ることに気づいたのです。

それは、少しなでるだけだったり、関節を動かすだけだったりと、本当にちょっとした動作です。でも、それだけで血流がよくなり、ホルモン分泌が促され、からだは変わるということを知りました。

どんなにストレスを抱えていても、からだをちょっとケアしてあげるだけでからだは変わり、感じ方も変わっていくのです。


人はストレスを感じるとき、どうしても動作が止まってしまいがちです。ずっと座りっぱなしだったり、ひとところから動かなかったり……。

ストレスを抱えていると、ああでもないこうでもないと思考がぐるぐる回っているので、動くことが億劫になって、引きこもりがちになってしまいます。

こうなると、運動不足になって筋力も低下していきます。

第2章で詳しく説明しますが、筋力の低下は感じる力を鈍らせ、からだの不調を引き起こし、放っておくと病気をつくる原因にもつながってしまいます。

セックスに悩みを抱えているなら、それは何かしらからだの不調をきたしているということです。そんなときは、からだを動かして感じるからだをつくりましょう。セックスがよくなり、健康になり、日常生活もハッピーになる！

この本で伝えているのは、そんな一石二鳥にも、三鳥にもなる、ミラクルな方法です。

触れ合いを通したコミュニケーション

感じるからだをつくる大切さを話してきましたが、なぜ私が「感じる」ことにこだわるかというと、感じるとは「自分を生きること」だからです。

私たちは、触れることでさまざまな情報を吸収しています。

たとえば、相手が無口な人でも、セックスをするとその人の気持ちや癖、心の状態を知ることができたりしませんか？

「普段しゃべらないけど、とても優しい人なんだな」

「じつは自分本位な人なんだな」など。

それと同時に、「こんな扱われ方はイヤ」「この触れられ方は気持ちいい」

など、自分は何が好きで何が嫌いかなど、自分を知ることもできますよね。

こんなふうに、感じる力があると、自分のことがよくわかるものです。

一方、感じないで生きるということは、目には見えない情報を吸収する力をなくし、自分の気持ちを無視するということです。

感覚が鈍ったまま生きていると、自分軸がなくなり、学校や会社などの集団意識のなかに自分が埋没してしまいます。

でも、本当にそれでいいのでしょうか？

もともと話すことでコミュニケーションをとることが苦手だった私にとって、セックスは触れ合いを通したコミュニケーションでした。

男性に触れられることで、女性としての自信がついたり、濡れやすさ、イキやすさの才能があることにも気づけました。

結果、自分が求めているものが明確になったと思います。

そんな意味で、あなたにも「感じる」大切さを受け取っていただけたらうれしいです。

自分が今、どんな状態かわかっていますか？

この本では「感じる」ことの例としてセックスをあげて説明していますが、実は、「感じる」とはセックスだけではありません。

自分で自分に触れてあげることもそうですし、肌が荒れて痛い・かゆいという状態をわかってあげることもそうですし、生理周期を把握して自分のからだの状態を観察してあげることも感じることです。それらを総合して「感じる」大切さをとらえてみましょう。

セックスとは直接肌と肌を触れ合うダイレクトなコミュニケーションなので、感じる力を取り戻すための一番の近道です。

だからこそ、セックスが充実すると、自分を輝かせて生きることが可能になります。

本書のストレッチで、気持ちいいセックスを取り戻してください。

感じる力を取り戻すと全てが好転する

ここで、実際にこの本で紹介するストレッチを試していただいた二人のお客様の声を紹介したいと思います。一人目は、閉経後更年期で、急にセックスがイヤになってしまったという方、二人目は、セックスの挿入時の痛みを軽減したいという方のお話です。

閉経後でも年下の彼と再び楽しめるように！（55歳　自営業　T・Sさん）

昨年の閉経からめまいやひどい便秘になり、からだに不調を感じるようになりました。それとともに、セックスも億劫に。からだと心の急な変化に戸惑い、気持ちがどんどん落ち込んでいきました。

私には年下の彼氏がいます。閉経前はセックスを楽しめていたのですが、閉経後は陰部がカサカサしたり、濡れにくくなり、からだを重ねる際に気持ちの温度差が生じてしまうのが申し訳なく、つらくなっていきました。

そこで、健康なからだを取り戻し、大好きな彼ともう一度セックスを楽しみたいと思い、「膣圧調整ストレッチ」に挑戦することにしました。

呼吸を意識しながらできる簡単な運動ばかりですが、こり固まっていたからだがほぐれて気持ちよくなります。また、短時間でできるので、三日坊主の私でも継続できました。

1週間、このメソッドに挑戦すると、まずひどかった便秘も2日に1回はお通じがくるように改善。体重も1週間で2・2kg減りました。

何よりもうれしかったのは、膣が早い時期に潤うようになったので、セックスが苦痛ではなくなったことです。それとともに、彼に対する気持ちが優しく穏やかになり、柔らかい感覚に変化しました。

ストレッチをおこなう前は、セックスは彼から求められるのが常で、自分から「したい」とはあまり思わなかったのですが、ストレッチに挑戦したら、自分からその気になるようになったのです。

ストレッチを続けて1カ月後、いつのまにかウエストがマイナス5cmも引き締まり、パンツがゆるゆるに。さらに、体重も3kgも減って、女性としての自分に自信が戻ってきました。

おかげさまで、彼ともっともっと仲良くできるようになりました。今後も、自分のからだと対話しながら、ゆっくりとこのメソッドを続けていきたいと思っています。

からだが柔らかくなり挿入もラクに！（27歳　会社員　K・Fさん）

セックスのときの挿入がなかなかうまくいかず、入れるまでに苦戦していました。入ってしまえばなんとかなるのですが、最初に痛みをともなったり、挿入にてこずっている間に腟内が乾いてしまったりするのです。

そのためいつも「今日は大丈夫だろうか」と不安に思い、セックスを楽しめきれていませんでした。

そこで、「膣圧調整ストレッチ」を始めると、最初すぐ筋肉痛になり、いかにからだが鈍っていたのかを痛感。でも、その後は少しずつですが、からだが柔らかくなっていきました。このストレッチを始めてから2週間後に試したセックスは、とても楽しいものとなりました。

まず、からだが柔らかくなったこともあり、挿入の体勢をお互いがラクにとれるようになりました。挿入時の痛みは多少ありましたが、いつもと比べたらとるに足りないもので、驚きました。

また、ストレッチの内容も、寝る前にサッと無理なく取り組めるもので、とても続けやすかったと思います。

なかでももっともうれしかったのは、私がセックスをよりよいものにしようと努力しているのを見て、パートナーもいろいろ考えてくれたことです。

今回のことをきっかけに、どうしたらもっと気持ちいいかなどをお互いに確認したり話せたことは、とても有意義でした。

さらに、生理にも改善が見られました。いつもは生理の前後どちらも、腹痛、頭痛、吐き気、イライラなどのさまざまな症状に悩まされていたのですが、それがずいぶん軽くなり、生理期間も早く終わるようになりました。

これからも、できることからコツコツ続けていき、予定している妊活にもつなげていけたらと思います。

このように、本書で紹介するトレーニングをとおして、セックスライフはとても楽しいものに変わります。

いいセックスができないからとあきらめることなく、ぜひ、毎日ちょっとのストレッチで、ハッピーな人生を手に入れてください。

2章

「感じるからだ」は筋力がつくる

運動不足・加齢によって、筋肉は減っていく

1章ではからだの不調が感じる力を低下させ、セックスを楽しめなくなることを伝えました。では、からだの不調はどうすれば改善できるのかというと、2つのアプローチがあります。

ひとつは、ポジティブ思考になること。2つめは、からだを動かすこと。ポジティブ思考になれば、心もからだもアクティブになるので、からだの調子は戻ります。しかし、ずっと持ち続けてきた思考をいますぐ変えることはなかなか難しいもの。ですので、それはそれで取り組みつつも、もっと速攻で効果を出すために、からだを動かして、からだから変えていきましょう。

では、からだの調子をよくするためにどんな運動をすればいいのかという

と、筋肉を鍛える運動、いわゆる「筋トレ」です。

筋トレというと、自分を追い込むハードなトレーニングを想像する方もいますが、私が提案するのは、あくまでもラクにできる筋トレ。

なぜ筋トレが必要なのかというと、感じる力をつくるのは筋肉だからです。筋肉は運動不足、加齢などによって減少していきます。

データによると、30歳をピークに1年間に約200gの筋肉が落ちるそうです。筋肉が減ると、血流もホルモンの巡りも悪くなるので、からだにいろいろな不調をきたしてしまいます。ですから、年齢を重ねてきたら、少し意識して筋トレをしたほうがいいのです。


1990年代に人気になった長寿の双子姉妹、きんさん・ぎんさんを覚えていらっしゃいますか?

彼女たちは、毎日歩くことを日課にしていたようです。「人間は足から死ぬ」という言葉を常に口にしていたぎんさんは、自力でいつまでも歩けるようにと、下半身を鍛え、脚のマッサージをして血流をよくすることを徹底。その結果、二人とも長寿を全うされたそうです。

下半身を鍛えることは、若さを保つことにつながるのですね。

下半身にある大きな筋肉を鍛えると、感度は早くアップする！

筋肉のなかでも特に太もも、ふくらはぎなどの下半身の筋肉を鍛えることは重要です。下半身には、太ももにある大腿四頭筋《だいたいしとうきん》、お尻のふくらみをつくる大殿筋《だいでんきん》など、からだのなかでももっとも大きな筋肉があり、大きな筋肉から鍛えることで、効率的に血流を改善して代謝をあげ、からだの調子を整えることができるからです。

全身の血液は、心臓のポンプ作用によって循環していますが、これを助けるのが下半身の筋肉です。

血管は全身の筋肉のなかや表層に立体的に張り巡らされており、全身の血管を合わせると、その長さは約10万km、地球2周半分になるといわれています。

心臓はポンプ作用によって、途方もない長さの血管の収縮を担っているわけですが、鍛えられた筋肉、とくに下半身の大きな筋肉が収縮、弛緩を繰り返すようになると、血液の循環を大幅に助け、心臓への負担も軽減できるようになります。

血液は血管を通って全身に酸素や栄養、ホルモンなど、生きるために必要なものを運んでいます。一方で、二酸化炭素や老廃物など不要なものも血液を通じて回収しています。

ですから、血流がよくなり、巡るからだがつくられるようになると、冷えやむくみも解消され、自律神経の働きもよくなっていきます。新陳代謝《しんちんたいしゃ》も活発になるので、当然からだの調子がよくなり、感度もアップしていくのです。

実際、四十肩と肥満を解消したいということでパーソナルトレーニングを受けられたお客様に、夜の生活も充実させるため、この本で伝えるストレッチを3カ月おこなってもらったところ、なんと12kg減量に成功。四十肩も治り、からだも軽くなったそうです。

そこで、改めて夜の生活について伺うと、太っているときは遠くにあった感覚が、痩せたことでダイレクトに響く感じがして、だんぜん気持ちいいと教えていただきました。

痩せてセックスもよくなるなんて、最高ですよね。まずは、下半身の筋肉から鍛えましょう。それが、からだを変えるポイントです。

血流がいい人は、フェロモンの働きも高まる

いいセックスをすると女性ホルモンが分泌され、肌がキレイになったり、健康になったりして、女性の魅力をアップさせるといわれますが、ホルモンとはいったいどんなものなのでしょうか?

ホルモンとは、脳下垂体《のうかすいたい》や甲状腺《こうじょうせん》などからだの決まった部分から分泌され、からだのさまざまな働きを調整する化学物質のこと。なかでも女性ホルモンは卵巣にある生殖腺《せいしょくせん》から性腺《せいせん》刺激ホルモンを分泌し、女性らしいからだつきや機能をつくり出す働きをしています。

また、フェロモンという言葉を聞いたこともあると思いますが、フェロモンとはホルモンの一種で、異性を惹きつけたり、魅力を放出したりする化学物質のことです。実際、フェロモンはからだから放出されて、まわりにも影

響を与えているといわれ、女性ホルモンのひとつであるエストロゲンが豊富であるほど分泌されるようです。エストロゲンがもっとも分泌されるのは、20代後半から30代前半。まさに、はつらつとした若さで輝いている時期ですね。

その後、女性ホルモンは減少を続け、閉経前後に激減するといわれていますが、実はバランスのいい食事をとったり、からだを冷やさないようにしたり、ストレスをためないよう運動をしたりして、何歳になっても自分を喜ばせ、人生を楽しんでいると、女性ホルモンにとっていい影響が出ることがわかっています。

そんなホルモンやフェロモンはどのように全身に行き渡るのかというと、血液をとおして運搬されています。ですから、血流がいい人ほど、ホルモンやフェロモンの働きもアップするといえます。

ちなみに、筋トレをすると成長ホルモンが分泌され、筋肉や骨を強くすることにつながります。筋トレは総合的に健康なからだをつくり、女性らしさをアップさせていくことになるのですね。

質のいい筋肉は、リンパを流してつくる

筋トレがからだにいい作用を及ぼすことを話してきましたが、実は運動不足やストレスなどからからだの調子がいまひとつの場合は、いきなり筋トレをしてもあまり意味がありません。

そのような状態のとき、からだには不要な老廃物がたまっているので、最初にいらない老廃物をお掃除してあげてから筋肉をつくったほうが効果的だからです。

お客様のなかには、むくみで脚がパンパンになっていて、筋肉への意識が向かない方もいらっしゃいます。その場合は、リンパ液を流して脚にたまっている老廃物を一度流してあげます。それは第3章で紹介するストレッチに

あるように、とても簡単な動作ですが、これをするだけで、からだの機能は復活します。その状態で筋トレをしてもらうと、少しの動きで筋肉が鍛えられ、弾力性のある質のいい筋肉をつくるために大きな効果が得られるのです。
ちなみに、リンパ液とは、血液のなかの組織液が血管の外ににじみ出たもののこと。血液は酸素と栄養を届けるため、毛細血管の動脈側から流れ出し、静脈側から血管に戻ります。そのとき、静脈側で血管に戻れなかった水分がリンパ液となり、血液で回収できなかった体内の老廃物を回収したり、バイキンやウイルスから守るために免疫を担当したり、重要な役割を担います。

なお、リンパ液が通っているのがリンパ管で、血管と同様、全身に張り巡らされています。老廃物などをのせたリンパ液は、首や鎖骨、わき、腹部、そけい部、膝裏などにあるリンパ節と呼ばれるところに集まり濾過《ろか》することで、生体を守っています。

長時間同じ姿勢はとらない

リンパ液の流れはとてもゆっくりです。血液は、心臓というポンプがあるため速い動きで流れていますが、リンパ液は筋肉の収縮の動きで流れるので、筋肉がこりかたまっていると、リンパ液が流れにくくなるのです。

15分間じっとしていると、リンパはとどこおるといわれるくらいで、リンパを流さないままでいると、どんどんからだに不要物がたまっていってしまいます。

理論的には、老廃物を流さず筋トレをすると、老廃物のうえに筋肉が覆いかぶさってミルフィーユ状態になるといわれています。ミルフィーユ状態になると、老廃物はなかなか流れなくなるので、強くもんで流したり、皮膚を持ち上げて揺らしたりする手法もあるほどです。

ですから、とにかく不要物をためこまないことが大事です。

パソコンに向かうオフィスワークなどで、集中して同じ姿勢でいる人も多いと思います。しかし、長時間同じ姿勢を続けていると、血流が悪くなり肩や首がこり始めます。さらに、鎖骨のリンパがとどこおるので顔色が悪くなります。

また、鎖骨下筋《さこつかきん》と連動して頭部の側頭筋も硬くなり、顔全体が垂れ下がるブルドック顔になったりしていきます。

そんなときは、トイレに行くたびに肩を10回まわすとか、スクワットを10回する、帰りに一駅歩いてみるなど、日常で簡単にできることを取り入れて、習慣づけていきましょう。それだけでも血流が改善されるので、みなさん、顔色がよくなったり、肌質が変わったりしています。

激しい運動をする必要はまったくありません。運動嫌いの人でもできるセルフケアばかりですから、ぜひ試してみてください。

感度は、骨盤の硬さで決まる

血流を促し、リンパを流すことが、質のいい弾力性のある筋肉をつくることにつながるとお伝えしましたが、気持ちいいセックスをするためにとくに柔らかくしておくべき場所は、骨盤と骨盤まわりの筋肉です。

骨盤は普段、リラックスしているときは開き、活動しているときは閉じる、あるいは、生理中は開き、生理が終わると閉じるというように、開閉運動を繰り返しています。

どこが動くのかというと、背面の仙骨《せんこつ》と正面の恥骨《ちこつ》。骨盤は腸や子宮を包み込む大切な骨格で、ハート型の大きな骨がお尻側の仙骨と正面の恥骨でつながっていますが、その部分がたわんだり引き締まったりして、骨盤は開閉するのです。

この開閉運動はホルモンの影響によるものとされていて、私たちの意思で動くものではありません。しかし、骨盤まわりの筋肉を柔らかくすることで開閉運動がスムーズになると、セックスが格段によくなります。

なぜなら、女性側の骨盤まわりが柔軟になると、大きく開脚できるようになるので体位がとりやすくなるからです。男性を受け入れる準備が整うので、挿入どきの相性もよくなります。

お尻が硬い人は骨盤も硬い

骨盤が硬くなる理由はさまざまですが、よくあるのは骨盤まわりの筋肉が硬くなっているということ。その場合、たいていお尻もカチカチになっています。

先ほど話したように、お尻にはお尻を覆う大殿筋《だいでんきん》という大きな筋肉のほか、お尻の上部側面にあり股関節を動かしている中殿筋《ちゅうでんきん》、中殿筋のさらに奥にあるインナーマッスルの小殿筋《しょうでんきん》、さらには骨盤の一番下でハンモックのように内臓を支えている骨盤底筋群などがあり、これらの筋肉が骨盤を覆っています。

ですから骨盤まわりの筋肉を柔らかくすると、開閉運動をスムーズにおこなえるようになるのです。

骨盤が硬くなる理由としてもうひとつ、骨盤がズレていることもあげられます。たとえば、出産をしたり、いつも同じ方向にからだを傾ける癖があったりすると、骨盤にゆがみが出てしまうことがあり、ゆがみが出ると骨盤まわりの筋肉のなかを通る血管なども圧迫されてしまいます。そのため、血流が悪くなって筋肉も硬くなり、骨盤が動かなくなってしまうこともあるのです。

第3章では、骨盤をゆるめるストレッチを紹介していますので、実践してみてください。

骨盤まわりの柔らかさと濡れやすさは比例する

いい筋肉がつくられ、血流もよくなり、骨盤まわりが柔らかくなると、どんどん感じるからだになって、濡れやすくなっていきます。

では、なぜ濡れるのかについてみていきましょう。

セックスのときに女性器が濡れるのは、腟から腟分泌液がにじみ出るからです。キスやボディータッチをとおしてリラックスすると、副交感神経が優位になり、オキシトシンというホルモンが分泌されます。

このホルモンは、別名「幸せホルモン」といわれ、見つめ合ったりハグをしたりしているときはもちろん、家族団らんをしたり、赤ちゃんを抱っこしたり、感動したりするときにも分泌されるといわれています。

オキシトシンが分泌されている状態で性的刺激を受けると、性器周辺に血液が集まってきます。興奮が高まってくると、クリトリスが勃起したような状態になりますが、これは男性が勃起するしくみと同じで、血液がクリトリスに流れ込んで膨張するのです。

こうして、性器が充血していくと、膣壁から血漿《けっしょう》がにじみ出してきたり、膣の入り口周辺にあるバルトリン腺《せん》というところから粘液が分泌されるようになるので、濡れた状態になるのです。

この膣分泌液は、ペニスの挿入をスムーズにするために分泌されますが、生理直前や直後など妊娠しづらい時期には分泌が減るなど、精神状態や体調、体のリズムによっても大きく左右されるようです。

愛する人とセックスを楽しむためにも、ストレッチでからだを整え、たくさん濡れる女性になりましょう。

性器まわりの筋力がオーガズムをつくり出す

セックスで最高の快感を得られるオーガズム。いわゆる〝イク〟という状態は筋力がつくり出しています。

イクとは、性器まわりの筋肉が小刻みに収縮している状態。性感帯といわれる部分の刺激によってオーガズムは起こりやすくなりますが、そもそもオーガズムを起こすのは筋肉の収縮ですから、弾力性のある筋肉、いわゆる膣圧の高い膣のほうが、オーガズムも起こりやすくなります。

では、具体的にどの筋肉に収縮が起きているのかというと、性器周辺にある骨盤底筋群です。性感帯の刺激により血液が性器に集中し、骨盤底筋群の小刻みな収縮が起こると、それが引き金となって、膣や子宮にも収縮が伝わり、オーガズムが起こるのです。

オーガズムが気持ちいいのは、オーガズムに達すると、幸せホルモンといわれるオキシトシンやプロラクチン、脳内麻薬といわれるエンドルフィン、ドーパミンなどの脳内物質が放出されるからです。これらの幸せホルモンは、心もからだも解放し、心地よさを感じさせてくれます。

以前、アメリカのサイトで、オーガズムを感じると女性は美しくなるだけでなく、仕事の効率も上がり、ご機嫌になるという内容のものを見たことがあります。セックスをすることで、これだけのホルモンや脳内物質を出すわけですから、それも納得です。

オーガズムを感じられるようになると、いいことずくめなのですが、オーガズムをつくる筋肉のなかでも自分で意識的に動かせるものが、骨盤底筋群の「肛門括約筋《こうもんかつやくきん》」と「坐骨海綿体筋」です。

肛門括約筋は肛門のすぼまっているところにある便を切るときに使われる筋肉で、坐骨海綿体筋は会陰《えいん》の恥骨《ちこつ》近くで尿を止めるときに使われる筋肉です。

これらを鍛えるエクササイズは第3章で紹介していますが、オーガズムの快感度は骨盤底筋の筋肉量に比例するといわれています。骨盤底筋群に弾力性が生まれると、絶頂を迎えたときに卵巣まわりの血流がアップするため、快感を得やすくなるからです。

じつは、オーガズムを得るのはセックスをしているときだけとは限りません。アメリカのインディアナ大学の調査によると、運動をしてるときにオーガズムを感じたことがある女性も多く、特に、腹部を鍛える運動やウエイトリフティングなどをしているときに感じたという回答が多く寄せられたということです。

このことから、体幹を活性化させる動きがオーガズムにつながると推測されています。

ちなみに、膣も筋肉でできています。膣の筋肉は「平滑筋《へいかつきん》」といって、心臓や胃の筋肉と同様、私たちの意思とは関係なく働いてくれる筋肉です。

そのため膣の筋肉を鍛えることはできませんが、膣をとりまく骨盤底筋を鍛えることで、骨盤底筋の収縮を促し、膣の収縮、いわゆるオーガズムを得やすくすることは可能です。

第3章の膣圧調整ストレッチで、骨盤底筋群を鍛えていきましょう。

骨盤底筋群を衰えさせる紙ナプキン

骨盤底筋群を鍛えることは、気持ちいいセックスをするために必要不可欠ですが、ひと昔前の女性と比べると、現代の女性は骨盤底筋群が衰えているといわざるをえません。「はじめに」でも話したとおり、その理由のひとつに、近代化され生活様式が便利になったことがあげられます。

30年前くらいまでの日本は、和式トイレ、雑巾がけ、畳での生活などしゃがむ場面が多く、そのたびに自然と骨盤底筋群が鍛えられていました。

しかし、現代では洋式トイレ、掃除機やモップ、イスとテーブルの生活が主流となり、足腰に負担が少なくなった分、骨盤底筋群が衰えてきています。

また、生理のときに紙ナプキンを使うようになったことも、骨盤底筋群を衰えさせる大きな原因となっています。

日本に初めて市販の使い捨てナプキンが登場したのは、1961年の「アンネナプキン」です。それまで女性たちは、脱脂綿やぼろ布、ちり紙などさまざまなものを当てて対処していました。

そんな状況だったので、おそらく当時の女性は経血を膣を締めて止め、トイレで出すということをしていたのでしょう。これは、無意識にも膣を締めておくトレーニングをしていたということ。そのため、骨盤底筋群は自然と鍛えられていたと思われます。

ところが、紙ナプキンが市販されて便利になったこととひきかえに、ナプキンが経血を吸い取ってくれるので、膣に意識が向かなくなり、いわゆる垂れ流し状態になりました。

こうなると、骨盤底筋群は使われなくなるのでゆるんでしまい、膣圧も衰え、乾いてしまうといった状態になっているのです。

そういう意味でいうと、現代の日本人女性は昔の人よりも濡れにくく、オーガズムを得にくくなっているのかもしれませんね。

そんなときは、布ナプキンを使ってみましょう。今はネットでかわいい布ナプキンを購入することができます。

布ナプキンを使用すると、経血がなるべく布につかないように心がけるので、経血が出そうになると無意識に膣で止められるようになります。

外出しない日から試してみるのもいいでしょう。

布ナプキンで子宮の冷えをとる

布ナプキンは骨盤底筋群を鍛え、膣圧を整えるために役立つといいましたが、じつは、子宮を温めることにもつながります。

生理中はもちろん、生理中でないときも、布ナプキンを使ってほしいのですが、なかでもおすすめは「シルクの布ナプキン」。これを股にはさんでおくだけで、下半身がポカポカします。敷いておくだけで股ケアが簡単にできます。

こうして内側から温めると、骨盤まわりの筋肉が柔らかくなり、なかでも仙骨《せんこつ》が温まると自律神経も整いやすくなります。

仙骨とは骨盤のちょうどお尻側にある逆三角形の骨ですが、仙骨の前には自律神経が通っています。ここを温めると、自律神経のなかの副交感神経が刺激されるため血流やホルモンの巡りがよくなり、からだ全体が温まるのです。

さらに、仙骨には生殖《せいしょく》器官のツボがたくさんあります。昔から「女性は腰を温めろ」と言われますが、それは仙骨あたりを温めることでツボが刺激されたり、血流がよくなることで生殖器が整うことからきているのでしょう。

子宮口の柔らかさは妊娠率をあげる

子宮が温まると、子宮口や子宮が柔らかくなるため、妊娠もしやすくなります。

子宮口とは、膣の一番奥にある直径1~2㎜ほどの穴のあいた子宮の入り口部分です。膣内に射精された精子は膣をのぼり、子宮へと到達し、卵子のいる卵管膨大部《ぼうだい》までたどり着いて受精、着床、妊娠となります。

しかし、産婦人科の先生から聞いたところによると、最近の女性は子宮口や子宮が硬い人が多く、精子がなんとか子宮口を突き抜けたとしても、子宮に着床できないそうなのです。

冷えは女性にとって大敵なのです。

また、オーガズムが強いほど妊娠もしやすいといわれています。

オーガズムとは骨盤底筋や膣、子宮の収縮ですから、しっかりと収縮があるほど、膣に挿入されたペニスから勢いよく精子が飛び出すことができ、早く卵子に出合うことができて着床しやすいのです。

妊活を考えている方は、からだを温めて筋力をつけてください。からだの持つ力を信じましょう。

3章

感じるからだをつくる「膣圧調整ストレッチ」

膣圧調整のステップは3段階

セックスがよくないと感じている人は、感じるからだになっていないということです。そこで、この章ではこれまでたくさんのお客様に好評をいただいている「膣圧調整ストレッチ」を紹介していきます。その流れは次のとおりです。

ステップ1　微振動で骨盤をゆるめる
ステップ2　リンパを流して不要物を排出
ステップ3　下半身の筋トレで、膣圧を高める

この3ステップが、もっとも効率よく膣圧に関連する筋肉を育て、誰でも

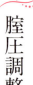

感じるからだ、潤う力をよみがえらせることにつながるのです。新陳代謝もよくなり自律神経も整うので、からだの調子もよくなっていくでしょう。

なかでも大切なのは、ステップ1の「微振動で骨盤をゆるめる」。ハードなトレーニングをしている人にとっては、物足りなく感じるかもしれませんが、からだというものは、わずかな筋肉の収縮と弛緩《しかん》が細かく繰り返されることで、周辺の筋肉やそのまわりの神経系をゆるませることができるのです。微振動刺激による治療は、古代ギリシャでも常用されていたそうです。

実際、骨盤まわりには子宮を中心に太い血管が通っているため、微振動を与えるだけで早い血流改善も期待できます。

つらいエクササイズはひとつもありません。ぜひ、寝る前やゆったりリラックスした時間に試してみてください。

継続することが大切なので、まずは、ステップ1・2・3からそれぞれひとつずつ、できそうなエクササイズを選んで続けるのもいいでしょう。それだけで、セックスが驚くほどよくなります。

ステップ1　微振動で骨盤をゆるめる

骨盤とは、上半身と下半身をつなぐ要ともなる部分です。本来、骨盤は左右対称にからだのなかにおさまっているものですが、実際はそうではなく、左右、前後に傾いたりしています。

こうした骨盤のゆがみが生じる大きな原因は、日常の何気ない癖。たとえば、バッグをいつも同じ側の肩に提げていたり、脚を同じほうに組んでいたり、どちらかの脚にばかり重心がかかるような癖のある歩き方をしていたり……。

わずかな時間でも、毎日それを積み重ねていると、からだはとても素直なので、その方向にゆがんでしまいます。女性の場合は出産の影響で骨盤がズレてしまうこともあります。

また、骨盤のなかには、腸、子宮、膀胱などの大切な内臓が入っていますが、骨盤がゆがむと流れがとどこおり、冷えなどから骨盤内での炎症や子宮トラブルを引き起こし、子宮がほかの臓器や骨盤壁などに癒着して後ろに傾いてしまう「子宮後屈」になることもあります。

子宮後屈になると、本来の場所に子宮がないので、挿入のときに痛みをともなったり、出血したりなどのトラブルも起こりやすくなります。

これらを解消するのが、微振動によるストレッチ。こりかたまった筋肉を優しい刺激でほぐしましょう。骨盤には下半身の大きな筋肉がたくさんつながっていますから、骨盤をゆるめると脚の筋肉も柔らかくなり、骨盤も元の位置に戻りやすくなります。

骨盤の位置が戻ると、膣まわりの内臓も本来の位置に戻るので、膣圧調整ストレッチの効果も出やすくなるでしょう。

Exercise

腹式呼吸

効果 1
骨盤底筋群に刺激

効果 2
脂肪燃焼

腟圧調整ストレッチの基本の「き」ともいえるのが、腹式呼吸。肩を上げ下げせず、おなかをふくらませたりひっこめたりしておこなう呼吸です。

腹式呼吸をすると、肺の下にある横隔膜《おうかくまく》や脇腹にある腹横筋《ふくおうきん》（腹筋のひとつ）が動きますが、これらの筋肉が動くとき、骨盤底筋群も連動して動いています。つまり、腹式呼吸をするだけで、骨盤底筋群を鍛えることにもつながるというわけです。

また、横隔膜には多くの自律神経が通っているため、そこに腹式呼吸で刺激を与えることで、自律神経を整える働きもあります。

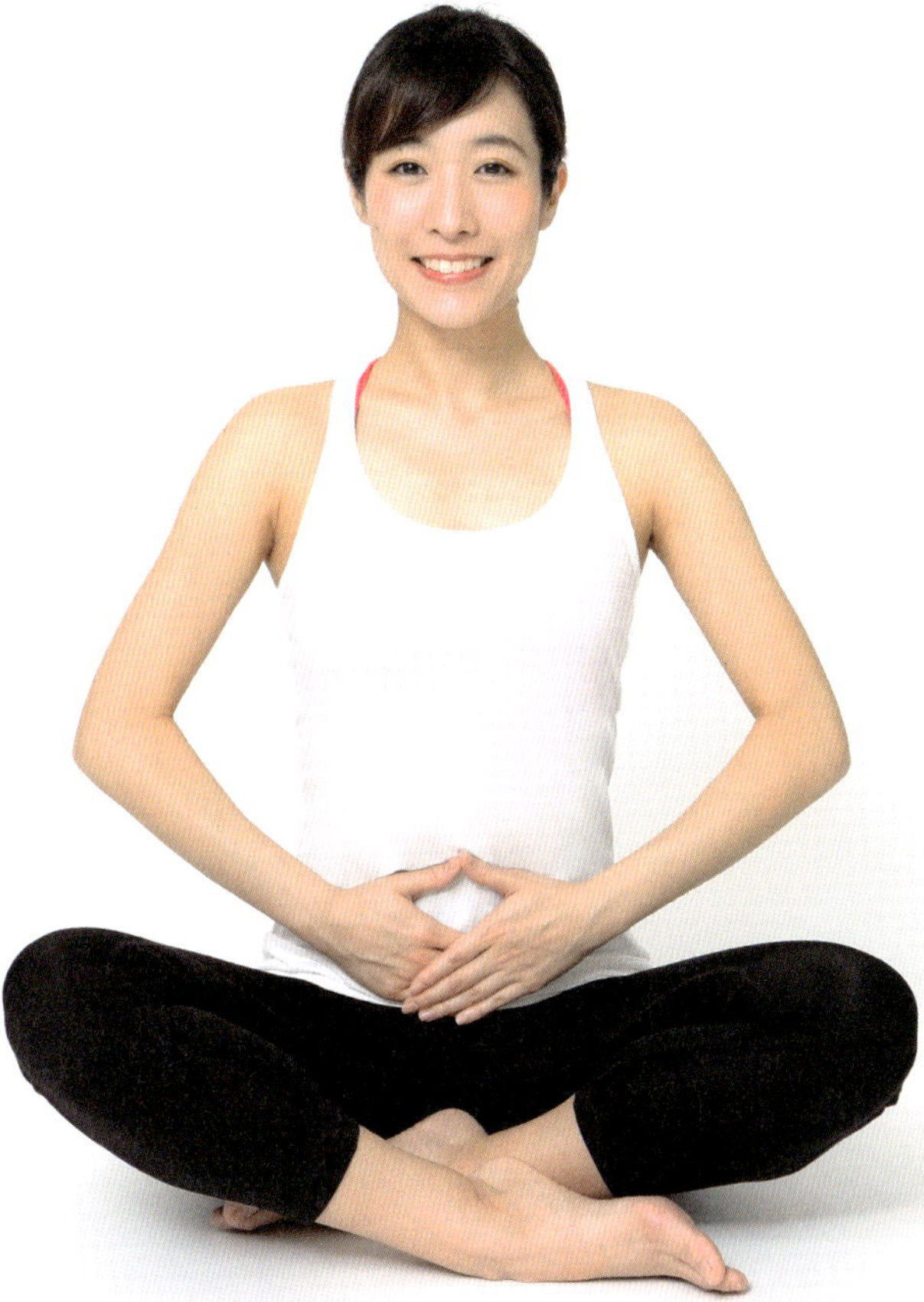

あぐらをかいて床に座ります。背筋を伸ばし、お尻を左右にわけて坐骨(お尻の下側にある出っ張っている骨) をしっかり床につけるようなイメージで。両手を下腹部に当てます。

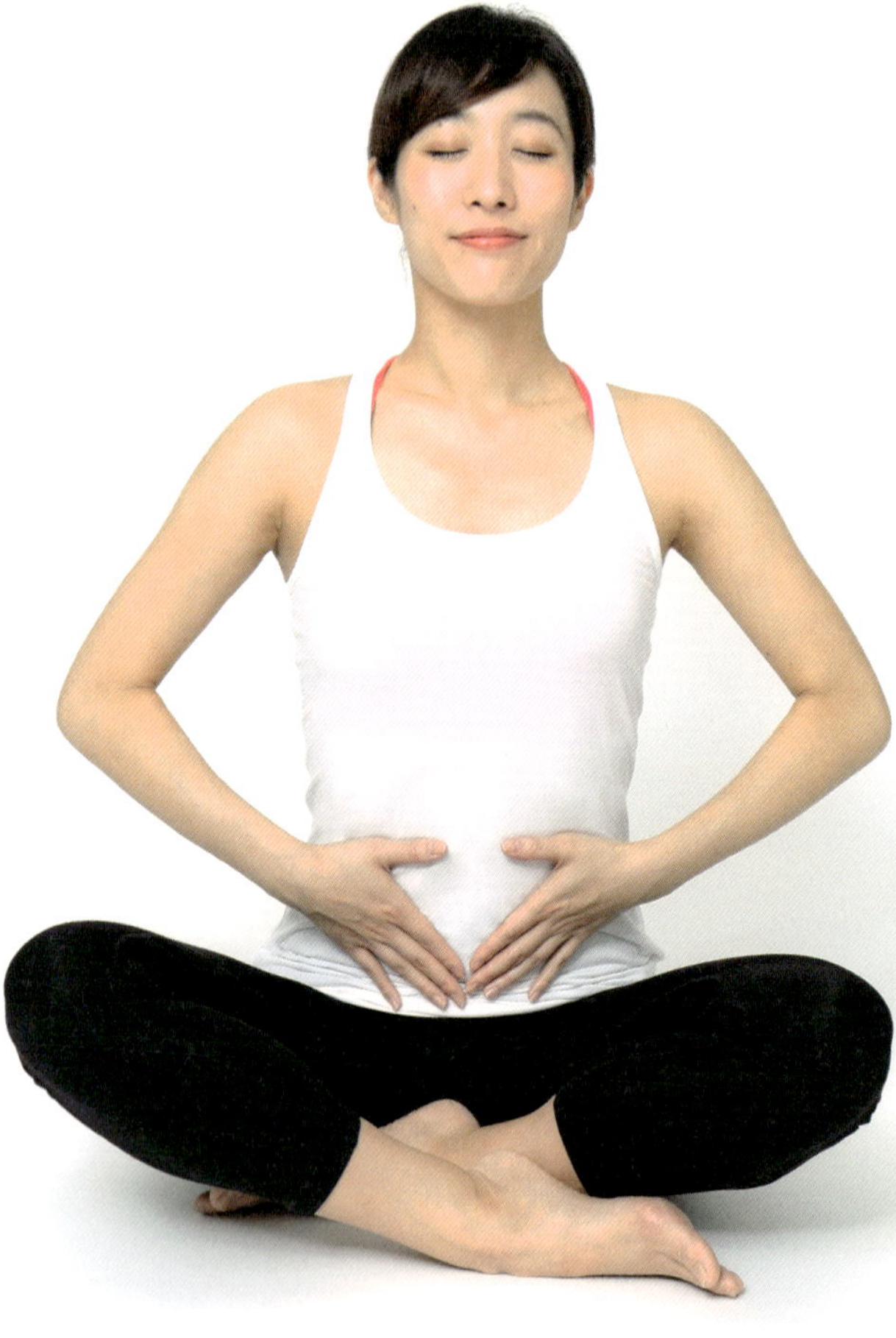

目を閉じて鼻から思い切り息を吸いましょう。吸うときはおなかがふくらみます。

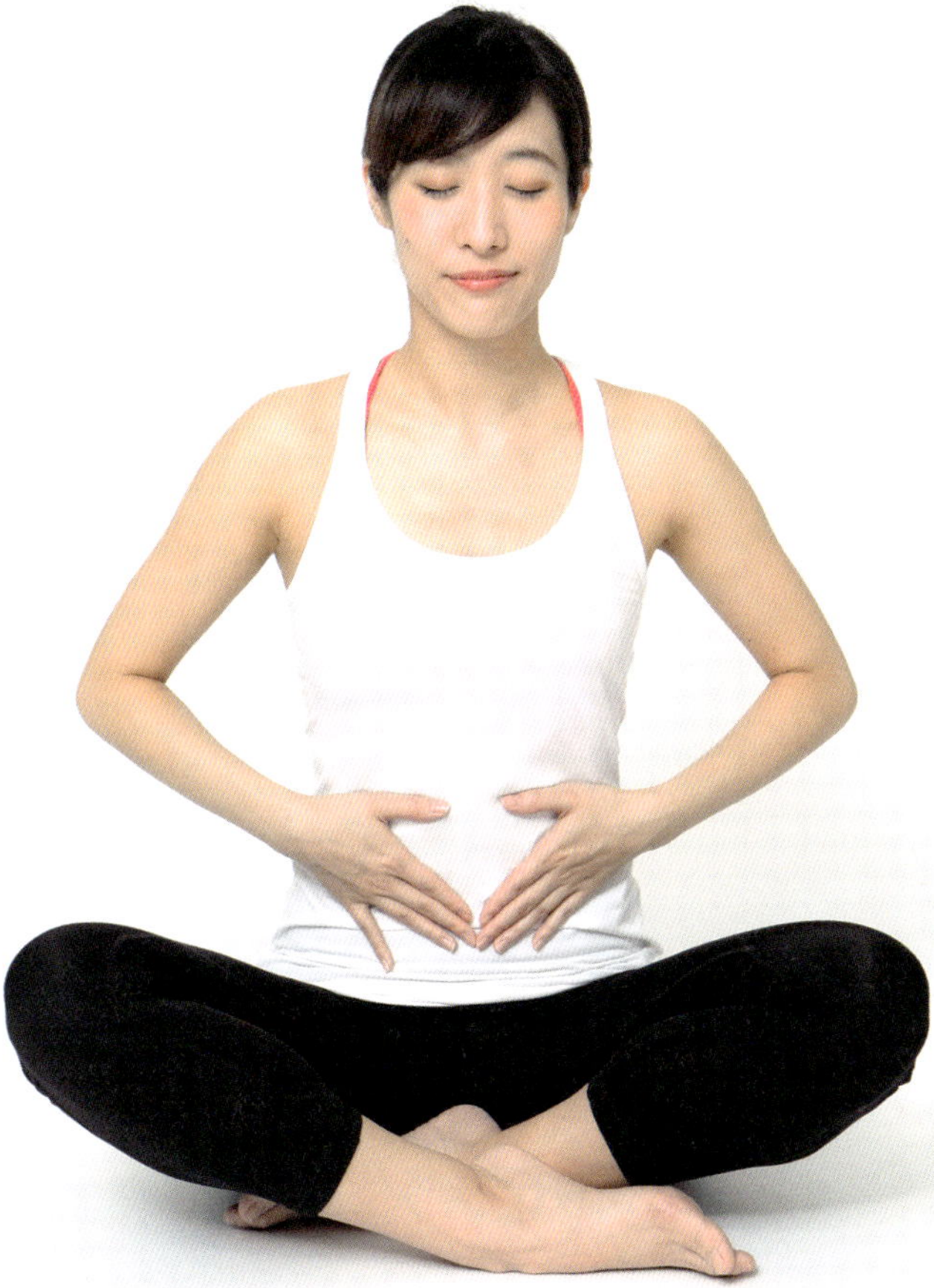

鼻からゆっくり息を吐きましょう。吐くときはおなかがへっこみます。これを数回繰り返します。

Exercise

仙骨ゆらし体操

効果1
自律神経が整う

効果2
血流アップ

仙骨とは、骨盤の後ろ側に位置し、脊椎のもっとも下部に位置する大きな三角形の骨のこと。仙骨には、お尻の筋肉である梨状筋《りじょうきん》や大殿筋などが付着しているため、同じ姿勢でデスクワークをしたり、座ってばかりの生活をしていたりすると、お尻の筋肉が硬くなってしまいます。

その状態を放置しておくと、冷えや血行不良などにつながり、子宮や膣の機能低下を招くことに。

それらを防ぐには、仙骨を左右に軽く揺らす運動が効果的。仙骨に微振動の刺激を与えることで皮膚、筋膜がゆるみ、膣まわりの筋肉もリラックスし始めます。

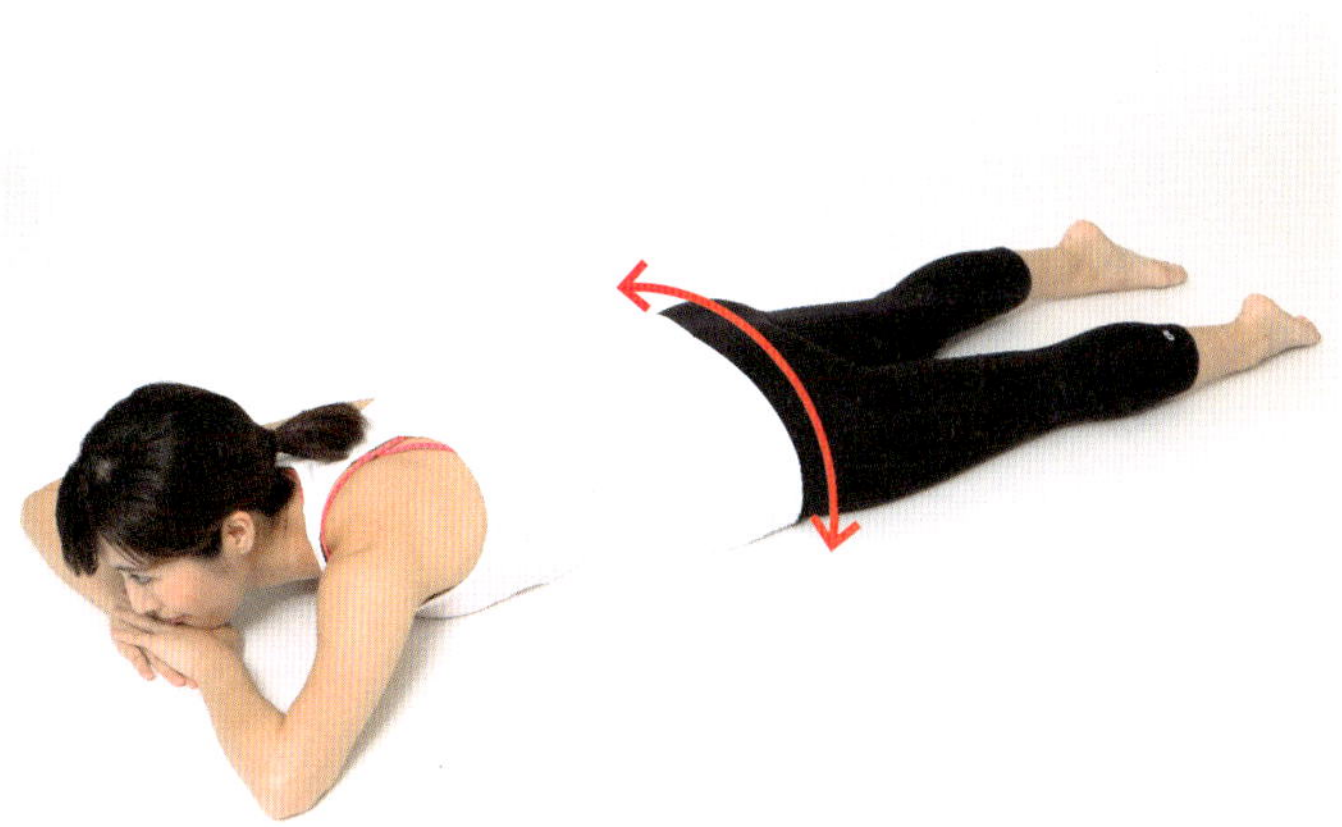

うつ伏せになって、組んだ両手の上にあごを引いてのせます。仙骨を意識しながら、お尻を左右に20回ほど揺らしましょう。後頭部は揺れないように固定しているイメージで。

Exercise

立って ゆれるだけ

効果1
内臓の位置を整える

効果2
脂肪燃焼

仕事や家事、プライベートの用事……考えることもやることもいっぱいの毎日を過ごしていると、無意識のうちにからだに力が入っていたりします。知らないうちに、くいしばりの癖があるなんて人も多いのでは？

このストレッチは、立ち姿勢で上下にからだを揺らすだけの、とっても簡単なもの。これだけで、からだに入っている不要な力みが抜け、全身がゆるみます。

日常でできてしまったからだの癖や、頻繁におこなっているスポーツなどでできたからだの癖を持っている人も、力みが抜けると姿勢が美しくなるので、全身のリセットストレッチとしてもおすすめ。

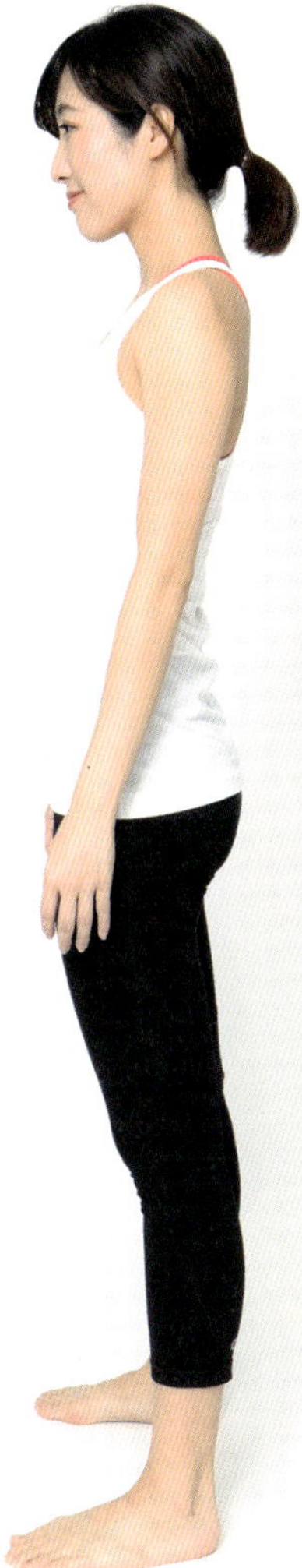

足を肩幅に広げ、手は横に、背筋を伸ばしてまっすぐ立ちます。

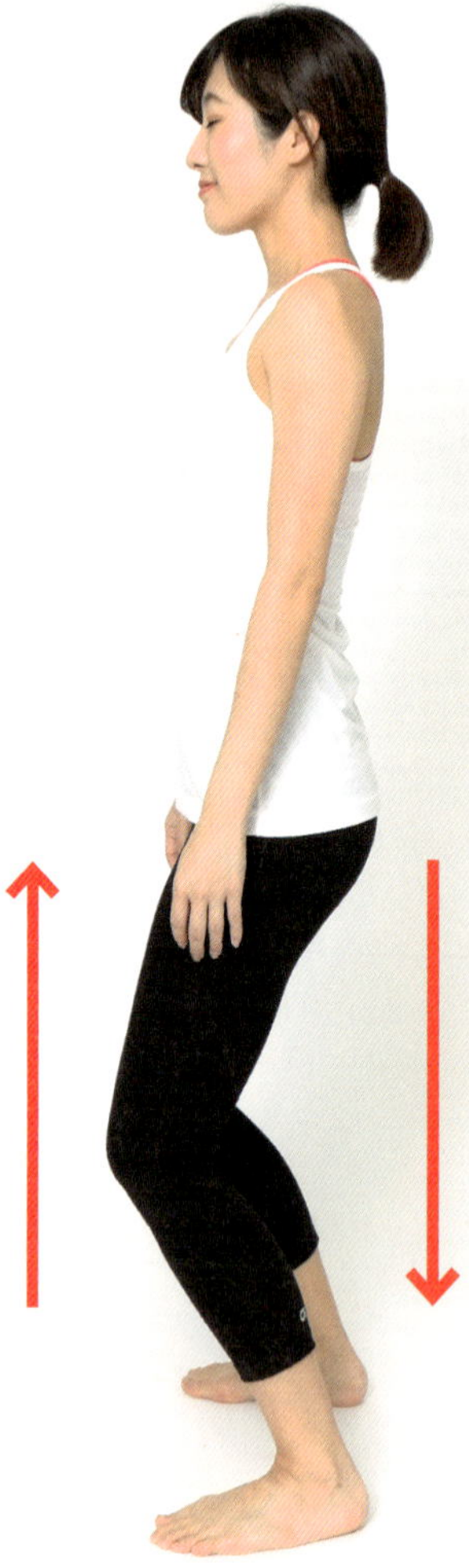

膝を曲げたり伸ばしたりして、からだを落とすように脱力。30 秒ほど続けます。

さらに

日常で活用するには？

「立ってゆれるだけ」の脱力法を身につけると、からだの無理な力みや緊張をその場でとることができるので、日常でもいろいろと活用できます。

たとえば、ゴルフのスイングをする前におこなうと、可動域が広がったり、からだの軸が整ったりするので、飛距離が延びたりします。また、ヨガの前に脱力すると、呼吸が深くなるので、フォームがキレイにきまったりします。

ほかにも、大勢の人の前で話すときや商談の前に脱力をすると、いい具合に力が抜けて、緊張せずに話すことができたりします。合コン前に脱力をして、自分らしさを出すなんてことにも活用できます。

「ここぞ」というときに使えますので、ぜひ覚えておいてくださいね。

Exercise

骨盤の開閉ストレッチ

効果1
安眠

効果2
柔軟性アップ

前章でも話したように、骨盤はリラックスしているときに開き、活動するときに閉じる、といった開閉運動を自動的におこなっています。

1日のリズムでいえば、夜開き、朝閉じる、1カ月のリズムでいえば、生理のときに開き、生理が終わると閉じる、1年のリズムでいえば、夏に開き、冬に閉じる、というふうに自然の流れとリンクしています。ところが、不規則な生活やストレスなどを抱えると、この開閉運動がうまく機能しなくなってしまいます。

そこで、意識的に骨盤の開閉運動をおこなうことで、動きやすい骨盤をつくりましょう。骨盤に柔軟性が出ると、骨盤内の臓器や筋肉もゆるむので、弾力と潤いのある膣へと近づきます。

骨盤を開く

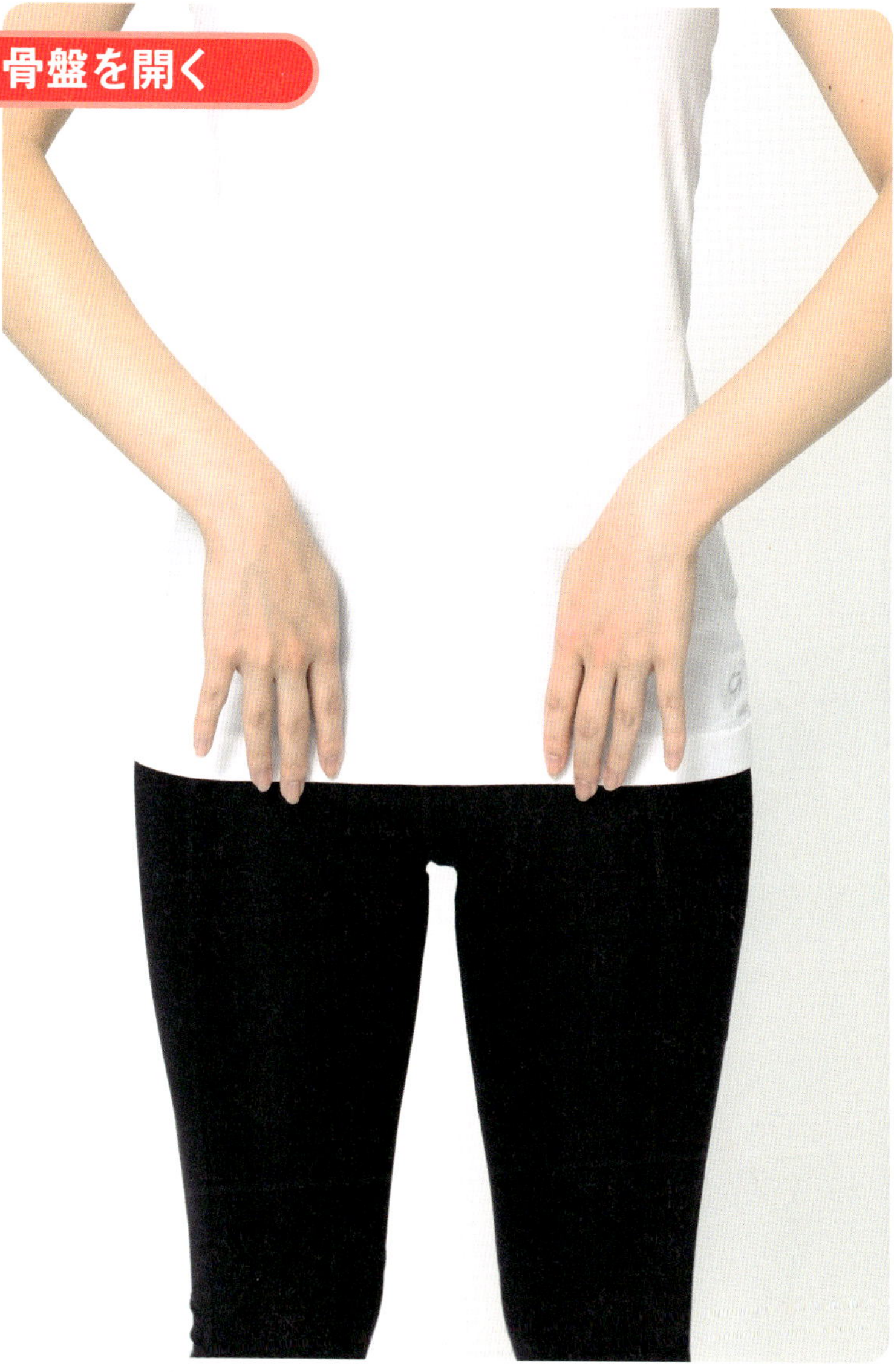

親指の付け根の部分を骨盤の出っ張り部分（腸骨）の内側にはめます。

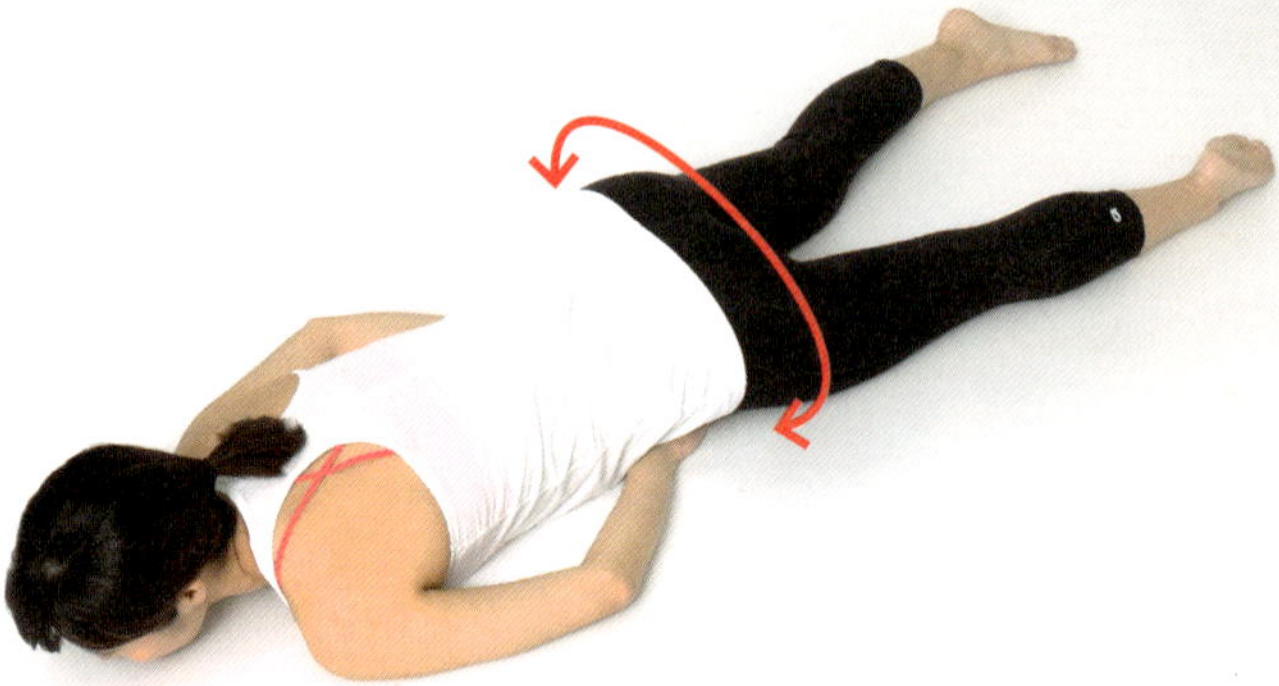

その状態のままうつ伏せになりお尻を左右にフリフリすると、骨盤が広がります。骨盤が開きやすい夜におこなうのがベスト。セックスの前におこなうと挿入しやすくなります。

さらに

効果アップの応用編

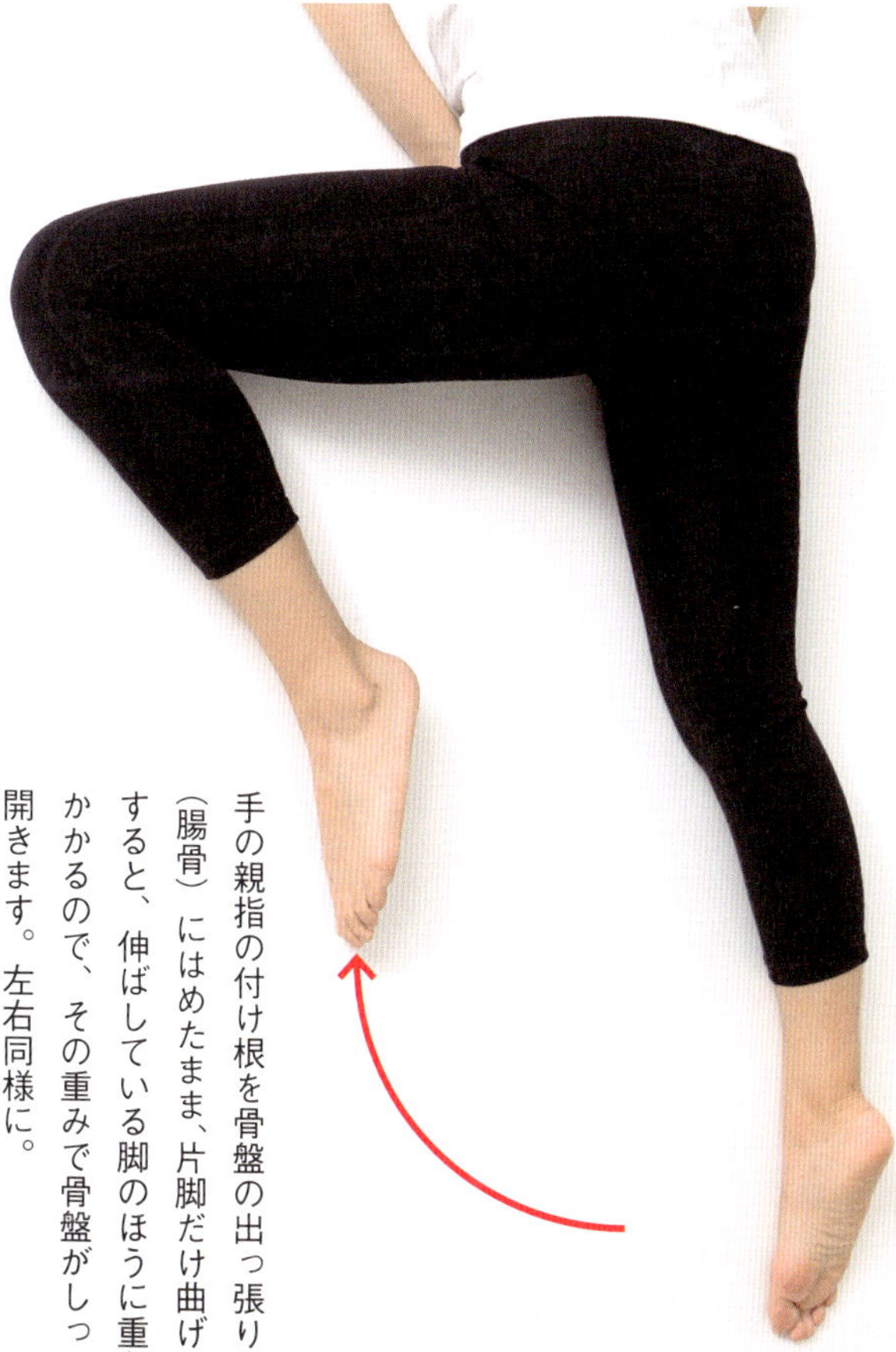

手の親指の付け根を骨盤の出っ張り部分（腸骨）にはめたまま、片脚だけ曲げます。すると、伸ばしている脚のほうに重心がかかるので、その重みで骨盤がしっかり開きます。左右同様に。

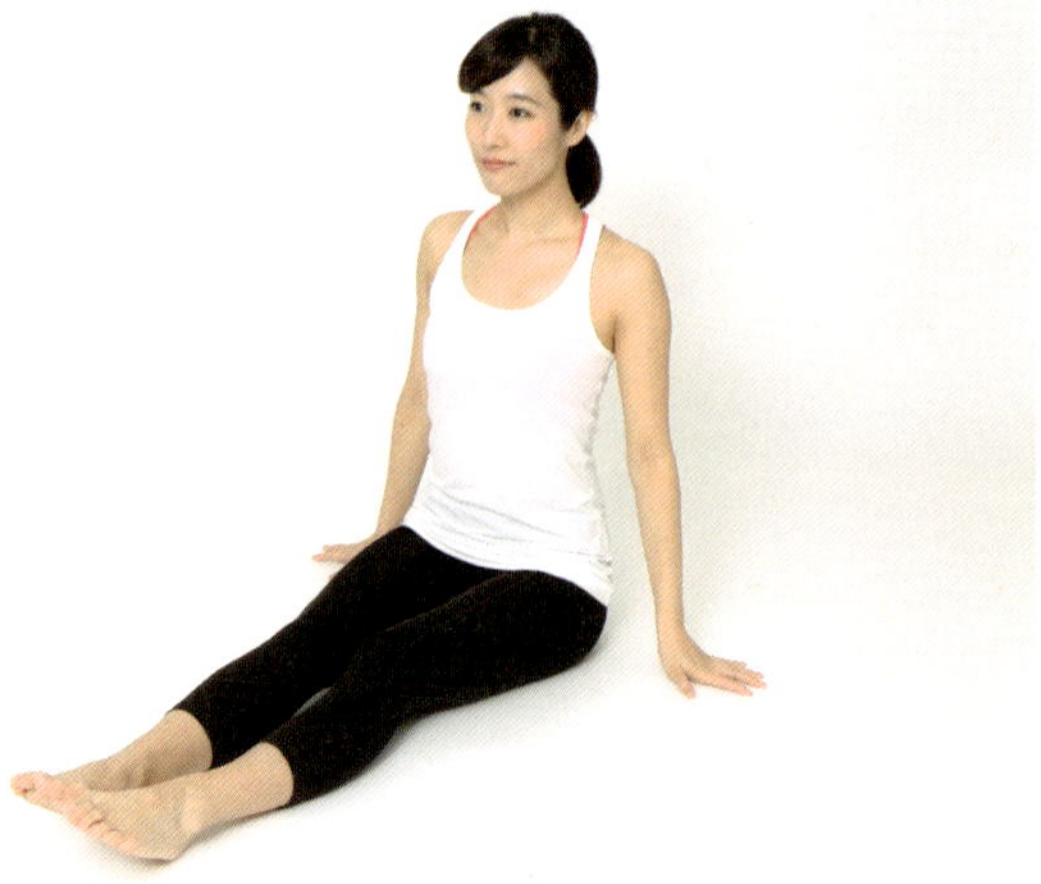

床に座り両脚を前に伸ばします。

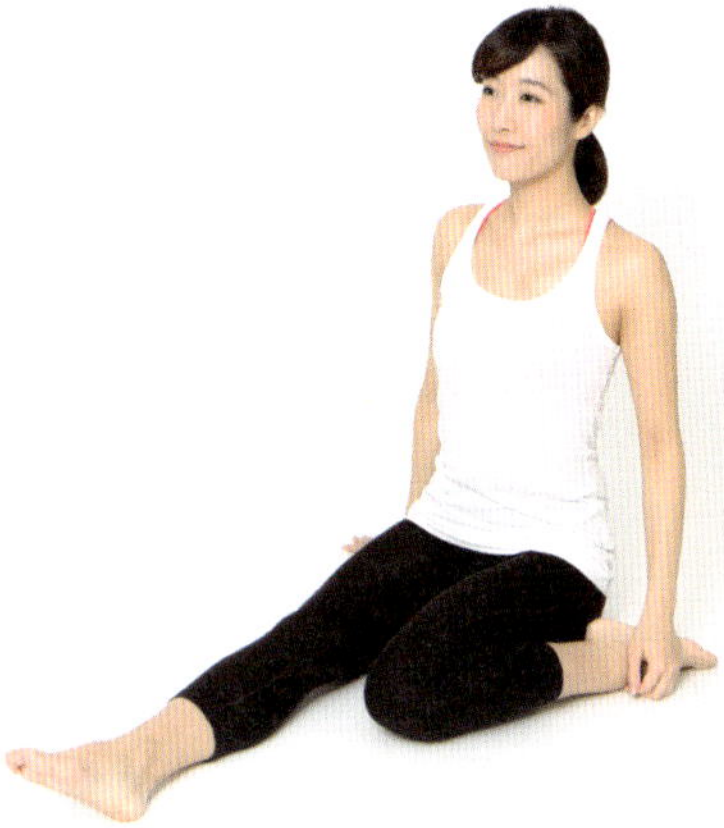

片脚だけ正座をするように後ろに折り曲げて、もう片方の脚は伸ばしたままで。

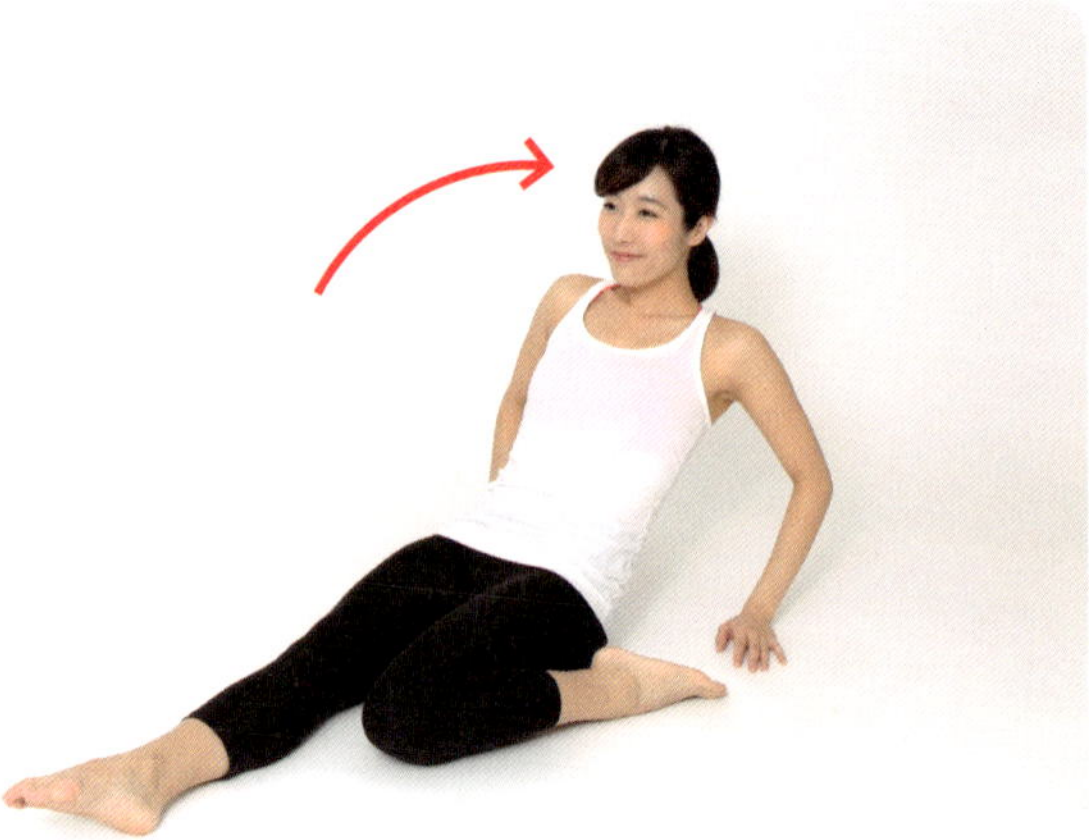

そのまま、上半身を後ろに倒すように反らせます。反対側も同様に。骨盤が締まる朝におこなうのがベスト。

さらに

効果アップの応用編

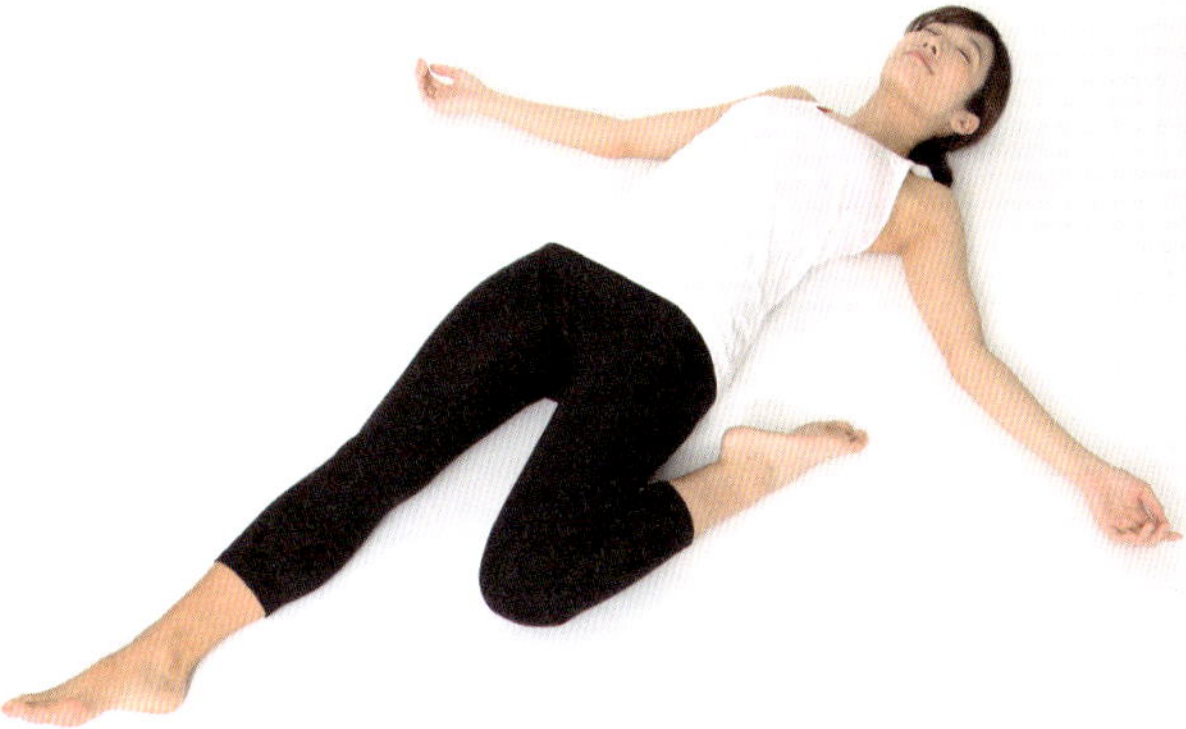

もっと骨盤を引き締めたいなら、片脚を後ろに折り曲げた状態で、上半身を床につけるように倒しましょう。骨盤にかかる圧力が高まるので、引き締め効果が高まります。左右同様に。

Exercise

ダンシングベア

効果１
代謝アップ

効果２
柔軟性アップ

筋肉には、表層筋から深層筋までたくさんの筋肉が絡み合って、からだを動かしていますが、なかでも骨盤はたくさんの筋肉が付着している場所。

膣まわりの筋肉はもちろん、腰の筋肉、お尻の筋肉、股関節の筋肉など、大小さまざまな筋肉が付着して連係することで、さまざまな動きを可能にしているのです。

そこで、骨盤に付着している筋肉に一気に刺激を与えるのが、このダンシングベアというストレッチ。腰を左右に大きく倒すことで、骨盤まわりの筋肉をほぐすことができ、潤いと弾力性のある膣づくりをサポートします。

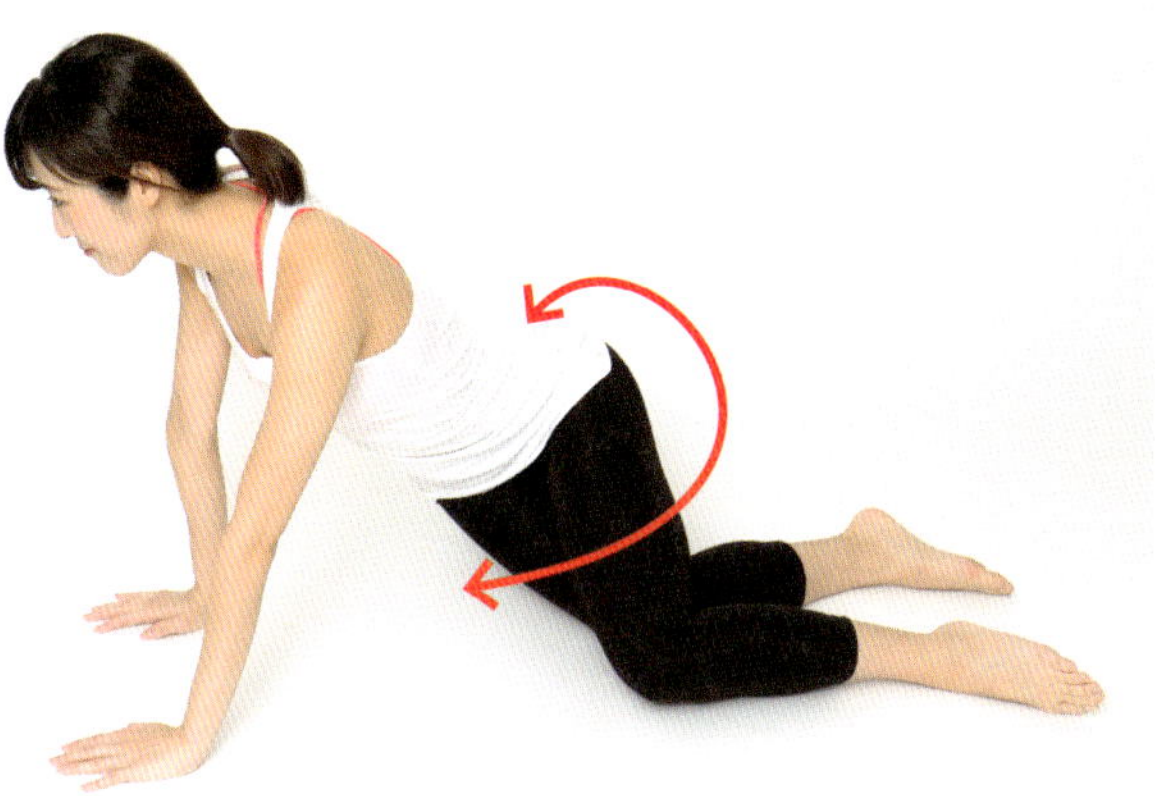

四つん這いになって脚を肩幅くらいに開き、肩の真下に両手、腰の真下に膝がくるような姿勢をとります。腰を大きく左右にふり、3往復くらい倒しましょう。まるでクマが踊っているかのように、楽しい気分で。

ステップ2　リンパを流して不要物を排出

微振動で骨盤をゆるめたら、次はリンパを流します。

第2章でも話したとおり、リンパはからだ中に張り巡らされ、異物や感染からからだを守る免疫システムと、からだのなかの老廃物を流して排出する働きを司る、とっても大切な組織です。リンパがなければ、人間のからだを健康に保つことは到底できません。

リンパは血液と違い、とてもゆっくり流れています。そのため、同じ姿勢を長時間とったり、ストレスで自律神経の働きが低下したりすると、すぐにとどこおってしまいます。すると、むくみで脚がパンパンになったり、肩こり、首こりなどが起こったり、脂肪がつきやすくなったりしてしまいます。

このような状態のとき、からだは硬く突っ張る感覚なので、筋トレをしても本来のパフォーマンスが出にくくなります。

たとえば、関節に老廃物がたっぷりたまった状態だと、むくんでいるので可動域も狭くなり、筋トレの正しいフォームを導いたり、効果を高めたりすることができません。

また、筋トレとは、筋肉を傷つけてそこを修復していくことで筋肉が鍛えられていくものですが、修復する際に必要な材料を運んできてくれるのはリンパ液なので、筋肉をつくるという観点からみても、リンパの流れの悪いまま筋トレをすると、細胞修復の効率はよくありません。

ですので、筋トレをする前に、まずリンパを流して、筋肉を動きやすい状態にしておきましょう。この準備をしておくだけで、少しの動きで高い効果が得られるようになります。

Exercise

リンパ節なでなで

効果1
感度アップ

効果2
冷え改善

前にも話したように、リンパ節とはリンパ管の途中にある米粒から豆粒程度の組織で、体内への異物侵入を食い止めて濾過する、いわば「関所」のようなところ。リンパ節は全身に600個ほどあるといわれていますが、とくにリンパ節が集中している場所が、腹部（乳び槽《にゅうそう》）、そけい部、わきの下（腋下《えきか》）、鎖骨などです。日常、デスクワークなどで同じ姿勢をとり続けたりしていると、リンパ節が圧迫され、リンパが詰まりがちに。そんなときは、リンパ節が集中している場所を軽くさすってみましょう。服の上から、優しくさするだけでOK。リンパの流れがよくなると、自律神経やホルモンが整うので、感度もアップします。

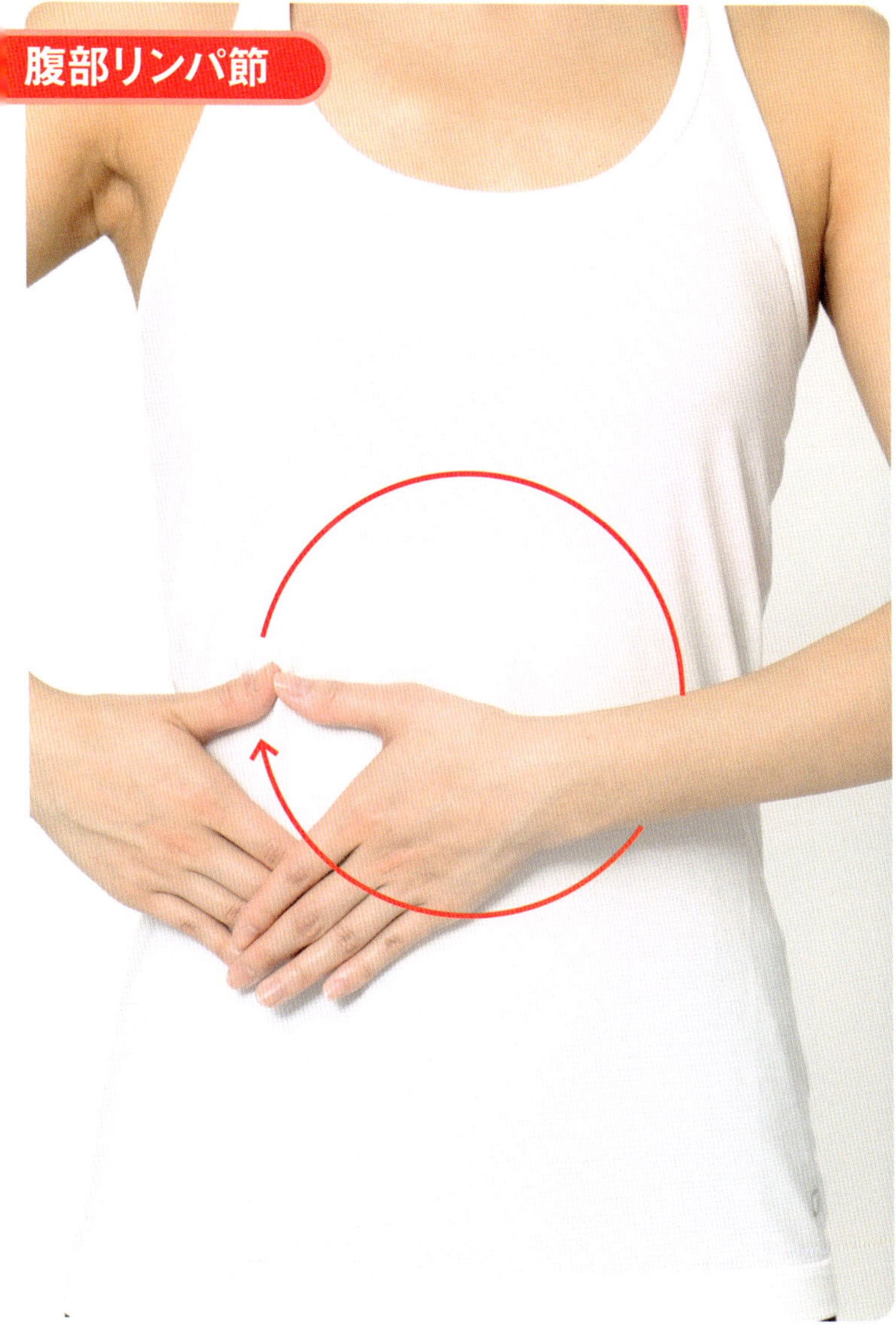

両手のひらをおへその上あたりにある乳び槽というリンパ節に当て、そこから時計回りに 10 回ほど優しくさすります。

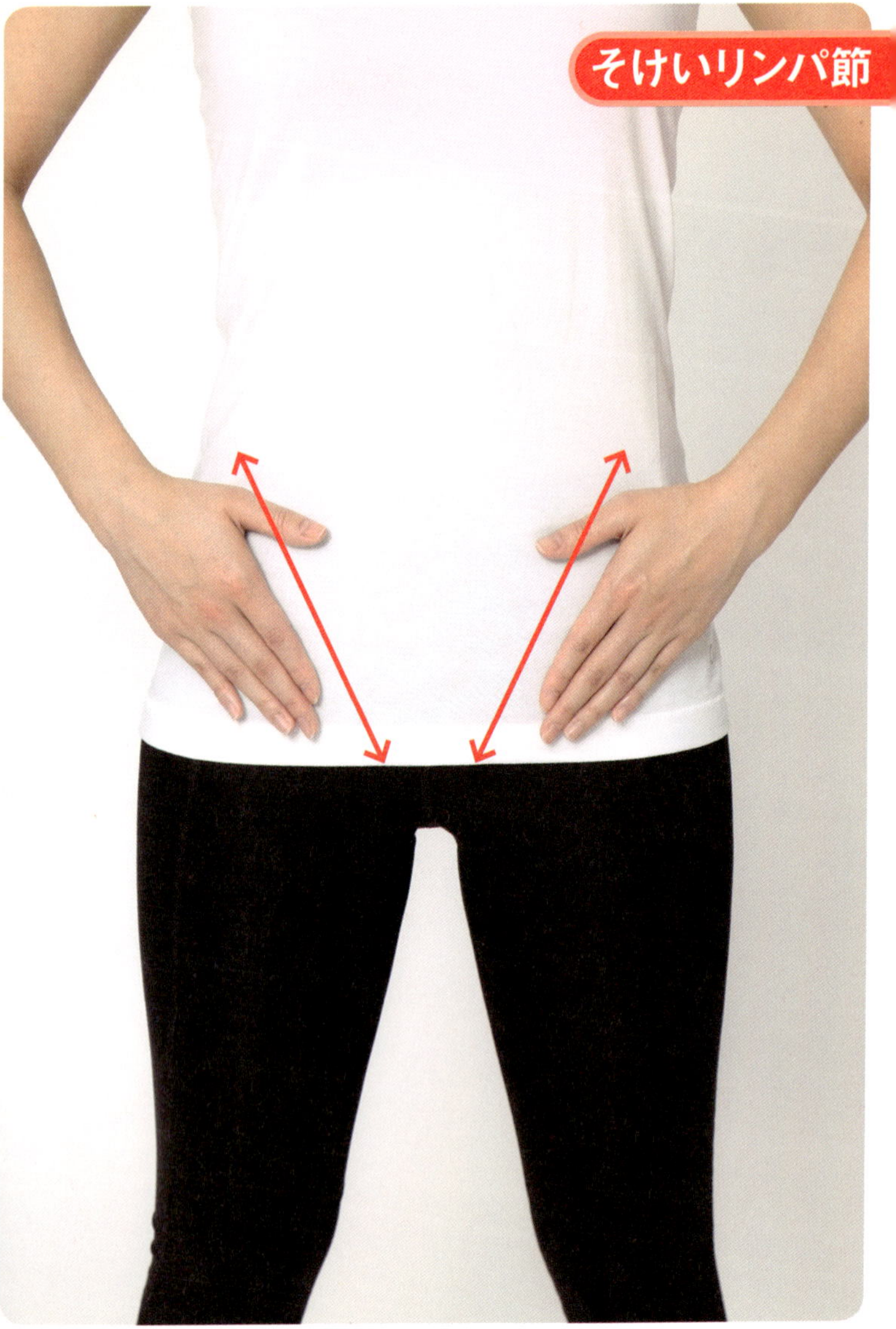

左右のそけい部に手のひらを当て、10 回ほど上下にさすります。

腋下リンパ節

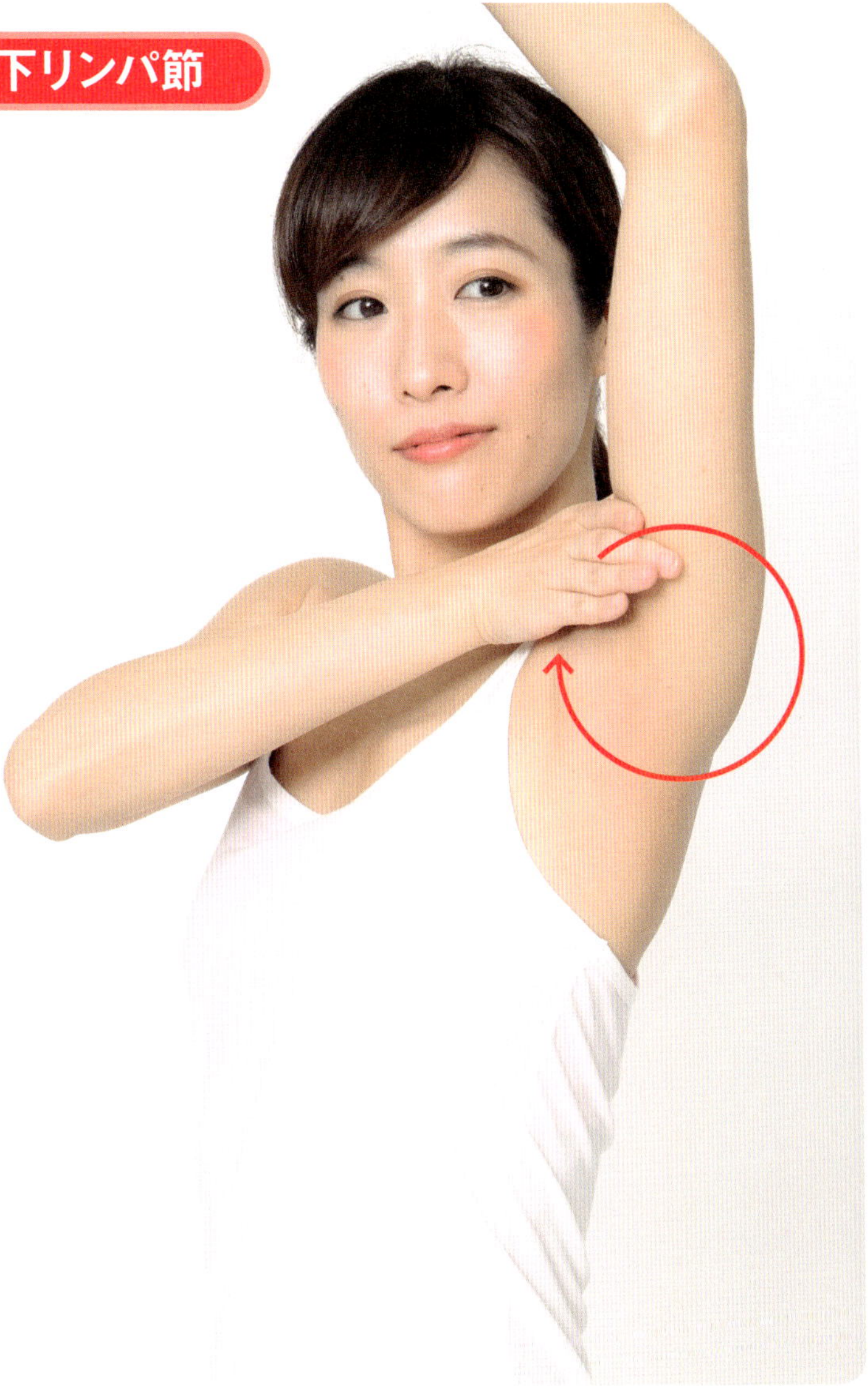

右手のひらを左わきにぴったりと当てて、肉を内側に寄せるようなイメージで10回ほど円を描くようにさすります。反対側も同様に。

鎖骨リンパ節

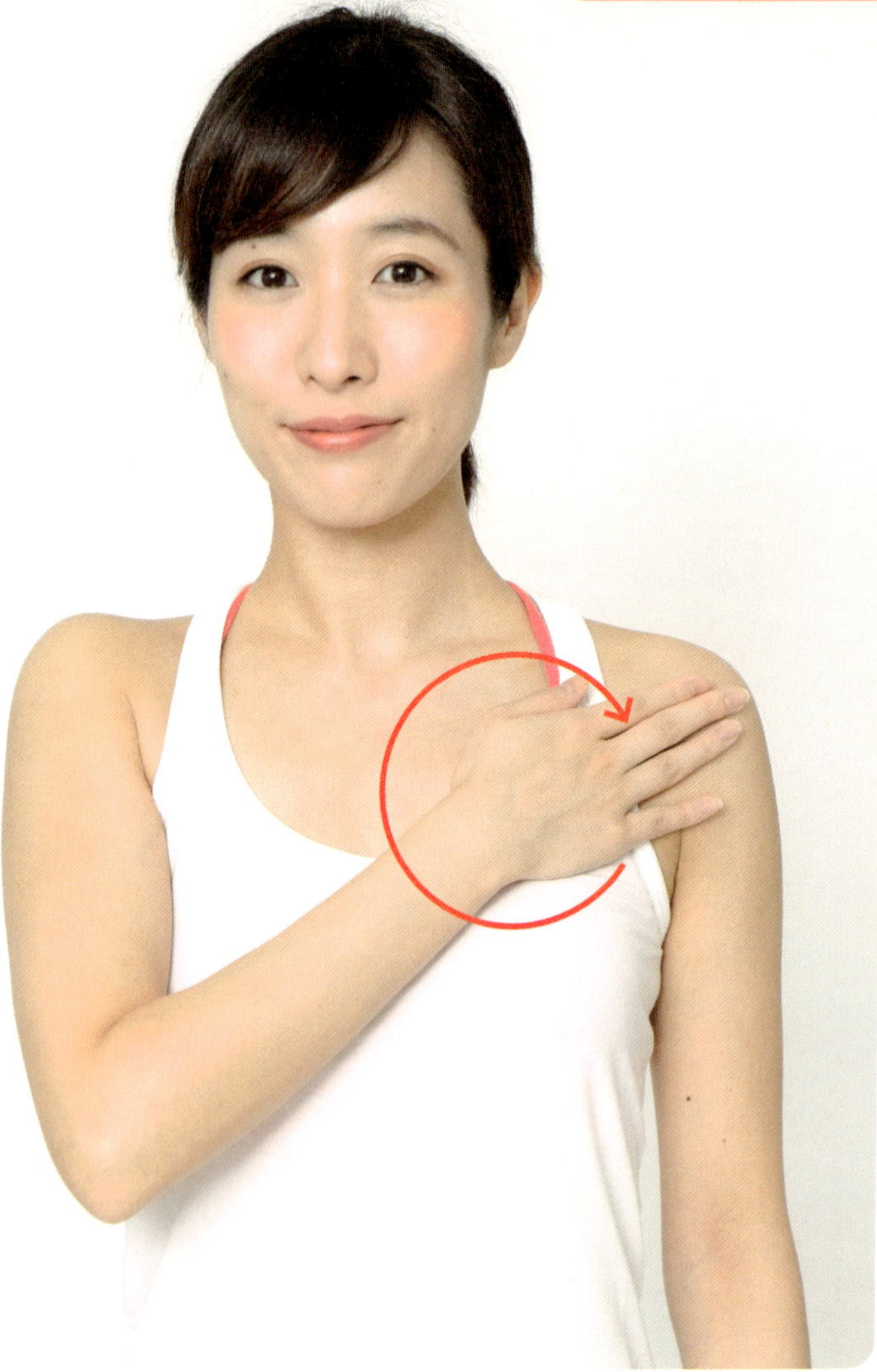

右手のひらを左鎖骨の下において、10回ほど円を描くようにさすります。
かわいいペットをなでさするような気持ちで。右鎖骨も同様に。

さらに

感度を高める

リンパはからだ中に張り巡らされているといいましたが、子宮や膣、会陰部も静脈に沿って細いリンパが流れています。

そこで会陰（骨盤底筋）を服の上からもみほぐしてみましょう。テレビを見ながら、ソファに座りながら、リラックスしたときに、指で優しく押しながらマッサージします。すると、リンパの流れが改善されるだけでなく、血流も促進。会陰や膣が柔らかい状態になるので、感度もアップします。

余裕があれば、膣の中に指を入れて、膣マッサージにもトライ！膣は直接内臓を指で刺激できる数少ない器官です。

血管はからだの内部ほど太く密集しているので、優しく指で膣をほぐすことで、リンパの流れや血流を効果的に改善することができます。

脚ぐるぐるリンパケア

効果1
下腹部のダイエット

効果2
美脚効果

そけい部が硬くこっていると、脚の可動域が狭くなるので、骨盤も開きにくくなり、子宮まわりの冷え、生理痛、膣の乾きなどにもつながってしまいます。さらに、脚やおなか、お尻などのリンパを回収できず、下半身がむくんでしまうことに。

女性にとって下半身を温めることは、血流改善の点からしても重要なので、このストレッチでそけい部に刺激を与え、リンパを流しやすくしておきましょう。そけい部のリンパが流れるようになると、脚のむくみがとれほっそりします。また、脚全体の筋肉も使うので、リンパを流しながら、軽い筋トレにもなり、美脚効果も期待できます。

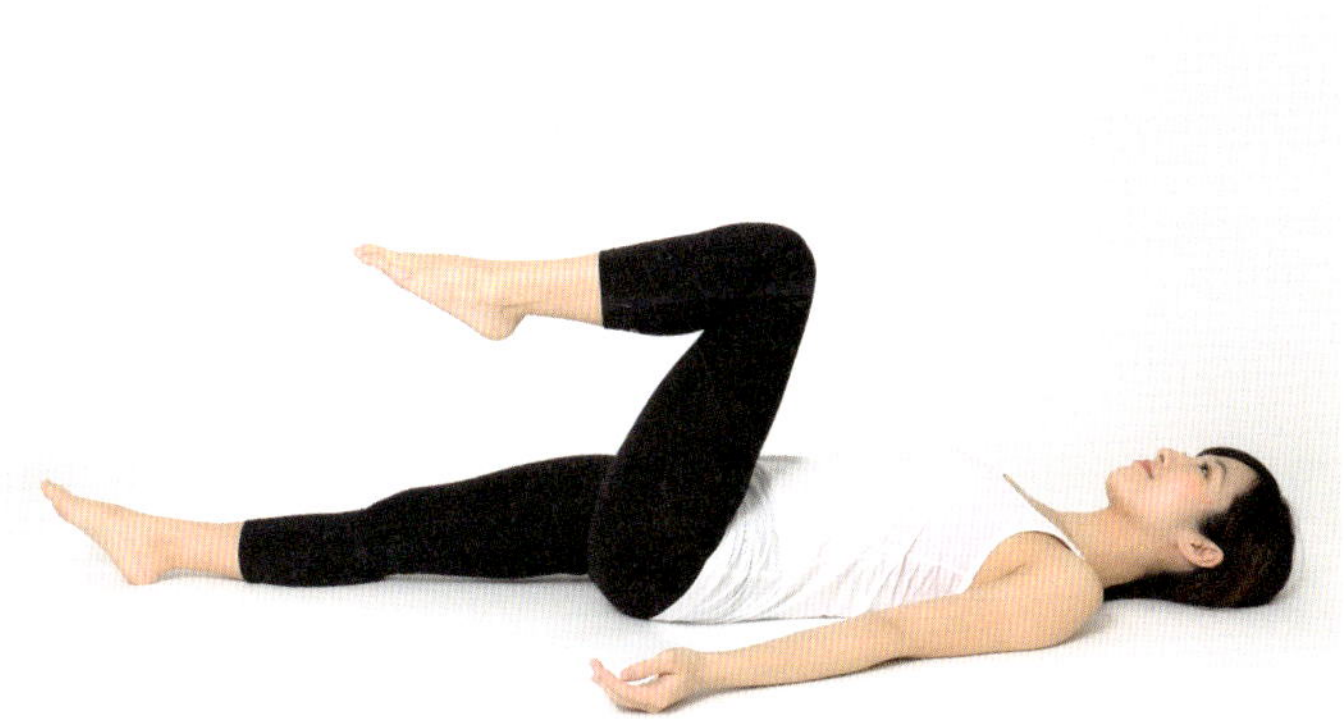

床に仰向けに寝て、片方の脚を曲げて上にあげます。

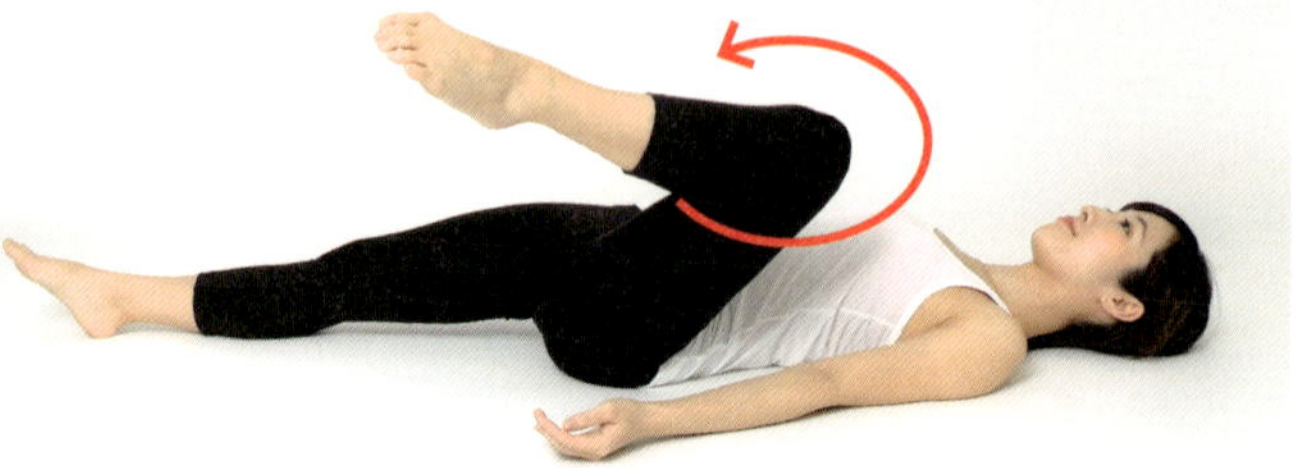

股関節を動かすことを意識しながら円を描くようにして、数回ほど脚をぐるぐると回します。反対側の脚も同様に。

さらに

効果アップの応用編

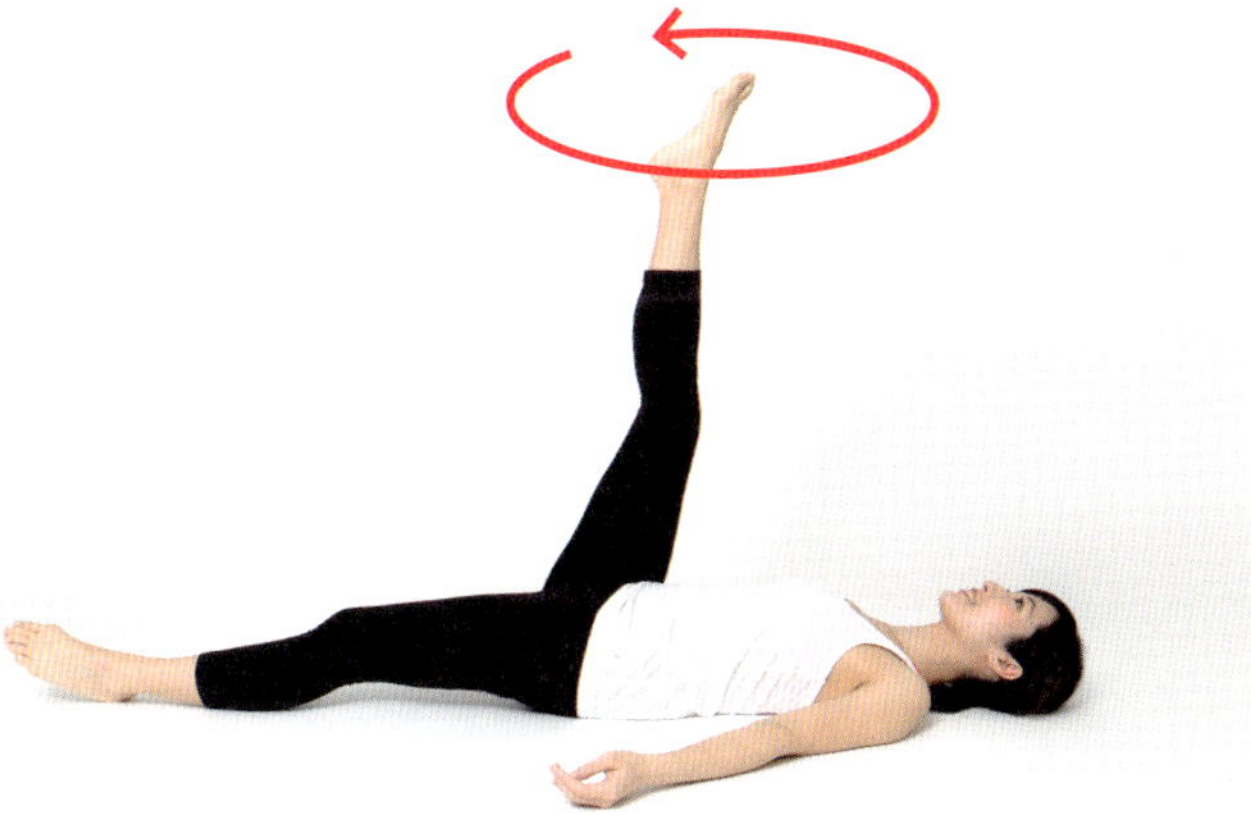

さらに強度をあげたいときは、膝をピンと伸ばして上にあげ、大きく円を描くように脚をぐるぐる回します。

Exercise

腕ぐるぐるリンパケア

効果1
二の腕の引き締め

効果2
肩こり解消

肩こりの主な原因は、筋肉の緊張と血行不良。血流がとどこおると老廃物がたまりますが、リンパの流れが悪いとその老廃物が流れないので、さらに肩こりや首こりがひどくなります。つらい肩こりが続くと姿勢が悪くなるので、体幹が衰え、骨盤を一番底で支える骨盤底筋も衰えていきます。筋肉は連動して動いていますから、下半身の筋肉を鍛えたいなら、上半身のリンパを流しておくことが大切です。

「腕ぐるぐるリンパケア」では、わきの下のリンパ節（腋下）に刺激を与え、リンパの流れを促進することで、肩こりや首こりを解消。全身の巡りがよくなります。また、二の腕の筋肉も使うので、二の腕引き締め効果も期待できます。

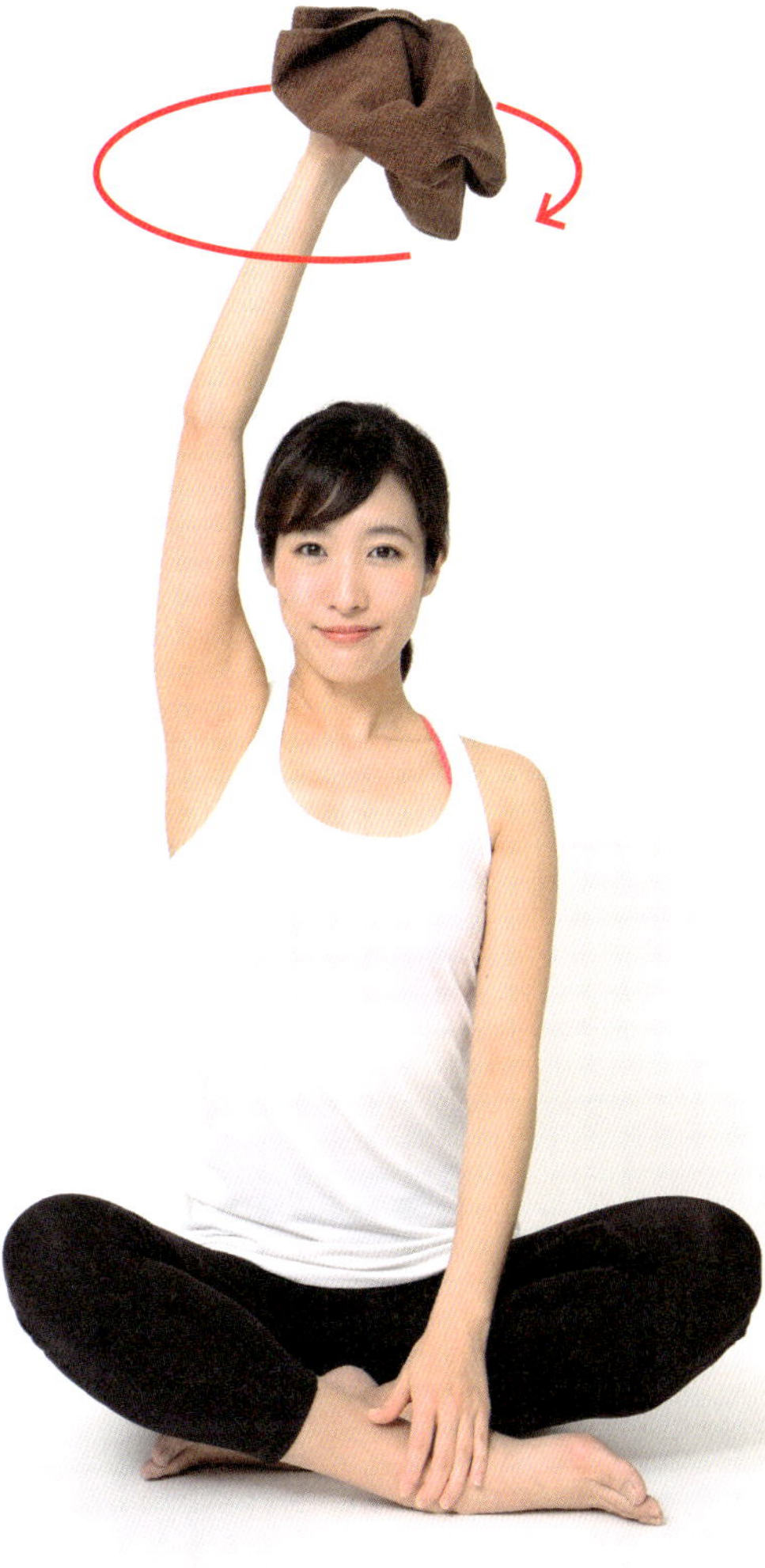

床にあぐらをかいて座り、片方の腕を肘をまっすぐ上にあげ、大きく円を描くように、高速で20回ほどタオルを振り回します。腕の付け根から回すように意識しましょう。反対側の腕も同様に。

ステップ3　下半身の筋トレで、膣圧を高める

　骨盤まわりをゆるめたあとリンパを流して不要物を排出したからだは、可動域も広がり、癖などから解放された素直な状態です。この状態で、筋トレをおこなうと、正しいフォームをとれたり、効果を高めたりすることができます。

　ここで紹介する筋トレは、膣圧調整にかかわる腹部や下半身の筋肉を鍛えるものです。これらの筋肉を動かすことで、代謝がアップし、血流の改善が促され、女性ホルモンなど血液によって運ばれる分泌物が正常にからだの必要器官に運ばれやすくなります。
　すると、自律神経や運動神経、ホルモンの状態が整うので、女性本来のからだのリズムがよみがえり、からだが妊娠に向けての力を取り戻し始めるの

です。

さらに、神経系が正常に動作することでからだの動きをコントロールできるようになります。セックスのときに気持ちをほぐしたり、オーガズムを得るために腹部や下半身を緊張させたりなど、精神面でも締める、ゆるめるを意識的にできるようになります。

筋肉は、鍛えたい部分に意識を向けると、そこが育ちます。ですから、筋トレをおこなう際は、どこの筋肉を鍛えているのかをしっかりイメージし、そこに意識を向けてからおこなうようにしましょう。

無意識におこなうよりも、筋トレの効果が高まります。

可動域を広げる

効果1
体位がとれる

効果2
腰痛予防

セックスがよくないという人に見られるのがからだの硬さ。いろいろな体位でセックスを楽しむためには、からだが硬いとなかなか思うように体勢がとれません。そのため、マンネリ化してしまうことも。

また、骨盤の開きが悪いと脚が開かないので挿入がうまくいかず、痛みを感じたりすることもあります。

そこで、股関節を柔らかくして、脚の開きを改善するストレッチをおこないましょう。同時に、お尻の筋肉もゆるむので、血流が腰にまわり、腰痛防止にも役立ちます。

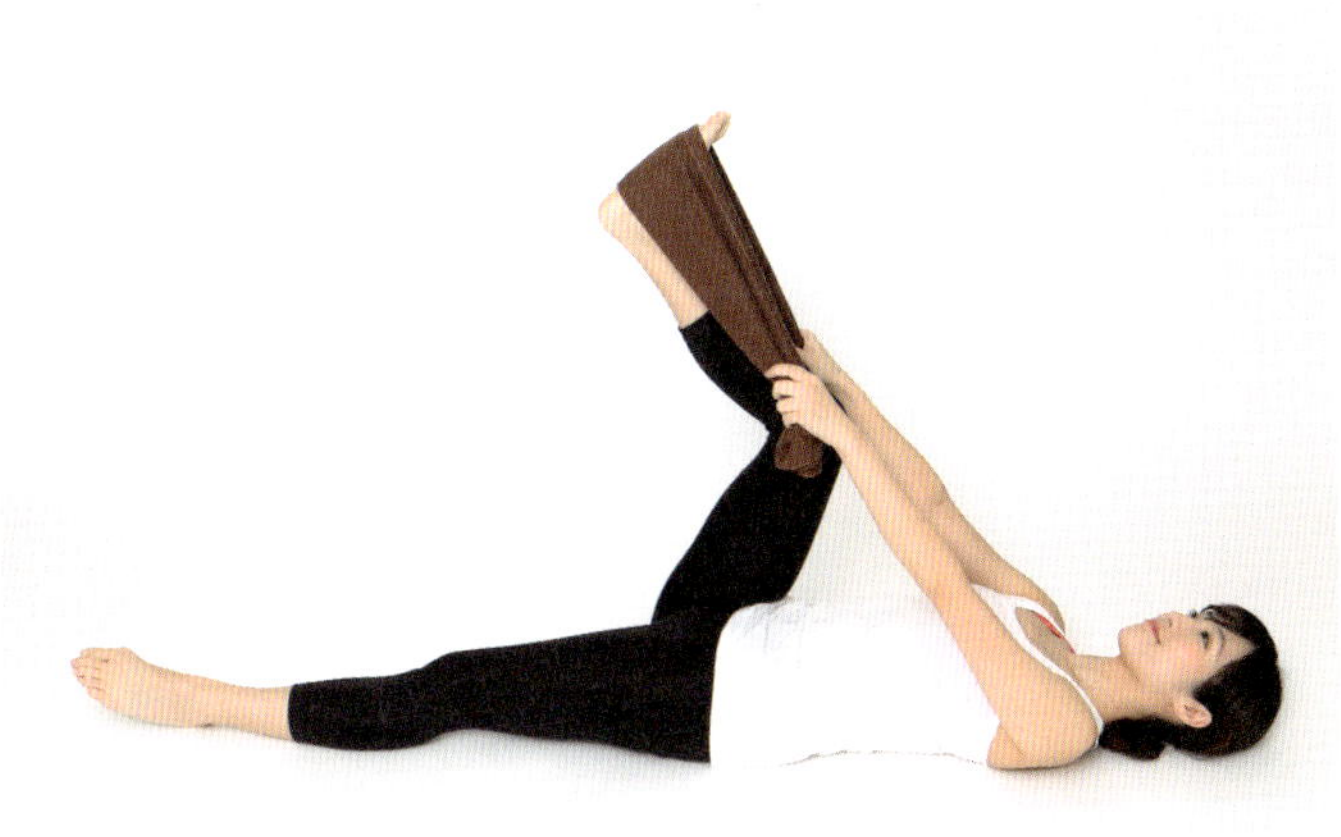

フェイスタオルを縦長に折りたたみます。仰向けに寝たら、片方の脚をあげて、折りたたんだタオルを足裏にひっかけます。

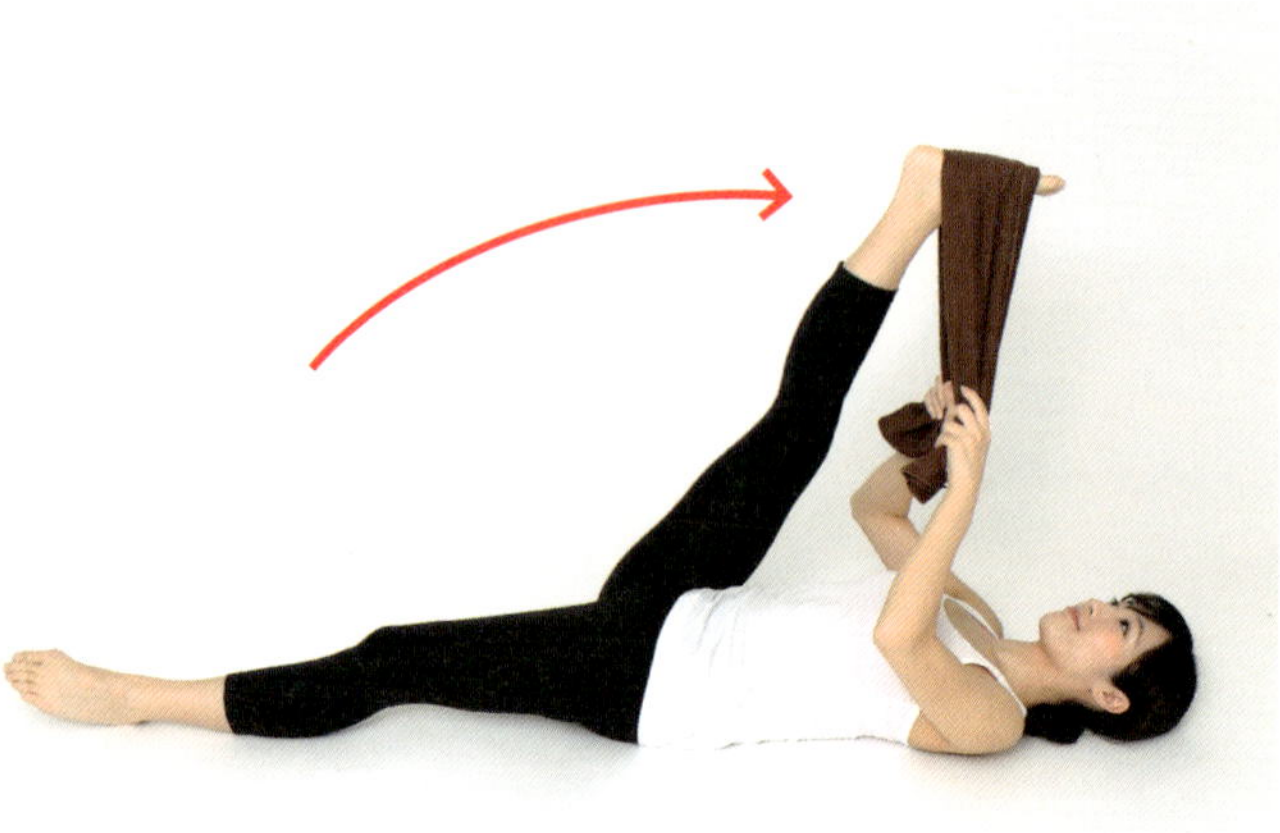

膝を伸ばしたまま、両手でタオルを引っ張り脚を胸のほうに引き寄せます。5回ほどおこないましょう。もう片方の脚も同様に。

さらに

効果アップの応用編

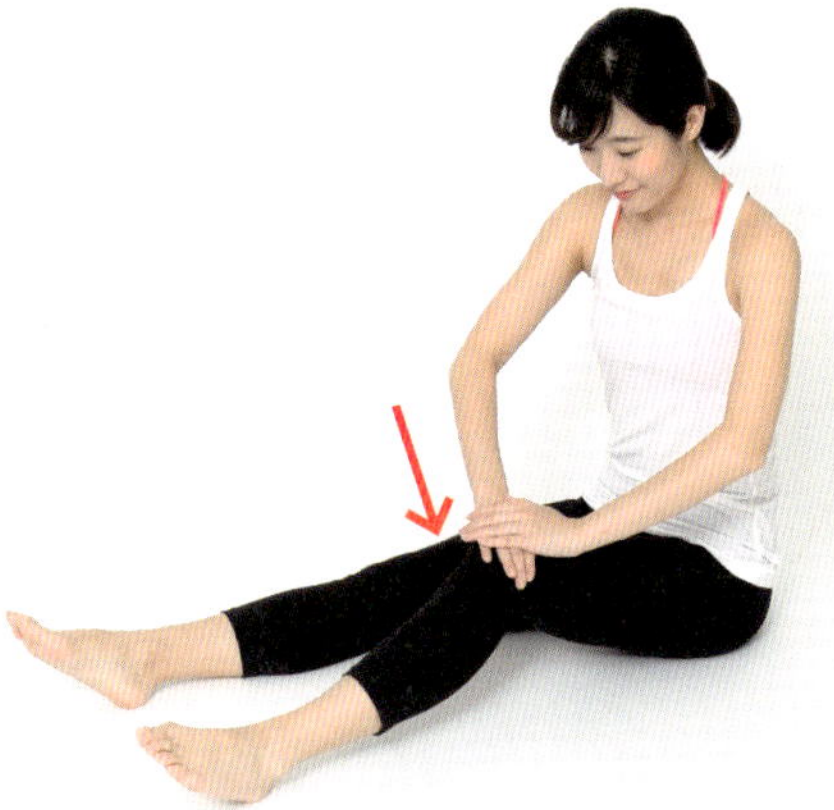

膝が伸びない人は、脚の後面（かかとからお尻の骨あたりまで）の筋肉が張っています。その場合は、両脚を前に伸ばして床に座り、膝のあたりに両手を置いて、ポンプを上げ下げするように20回ほど押しましょう。脚の後面の筋肉が全体的にゆるみ、膝が伸ばしやすくなります。

Exercise

太もも引き締め

効果1
骨盤を整える

効果2
美脚

この筋トレは、太ももの外側と内側、両方の筋肉を引き締める効果があります。

太ももの外側には、お尻の筋肉から続く中殿《ちゅうでん》筋《きん》、小殿筋《しょうでんきん》、大腿筋膜張筋《だいたいきんまくちょうきん》などが含まれますが、たるみやすい内ももに比べて、張り気味になる傾向にあります。その理由のひとつが骨盤のゆがみ。骨盤がゆがむと、股関節がズレるので、股関節の外側にポコッと出ている骨（大転《だいてん》子《し》）が外に張り出してしまい、外側の太ももが張って、太く見えてしまうのです。

そこで、この筋トレで大転子を内側に圧迫させて骨盤のゆがみをとり、本来の骨盤底筋群の機能を取り戻しましょう。もちろん、美脚効果も期待できます。

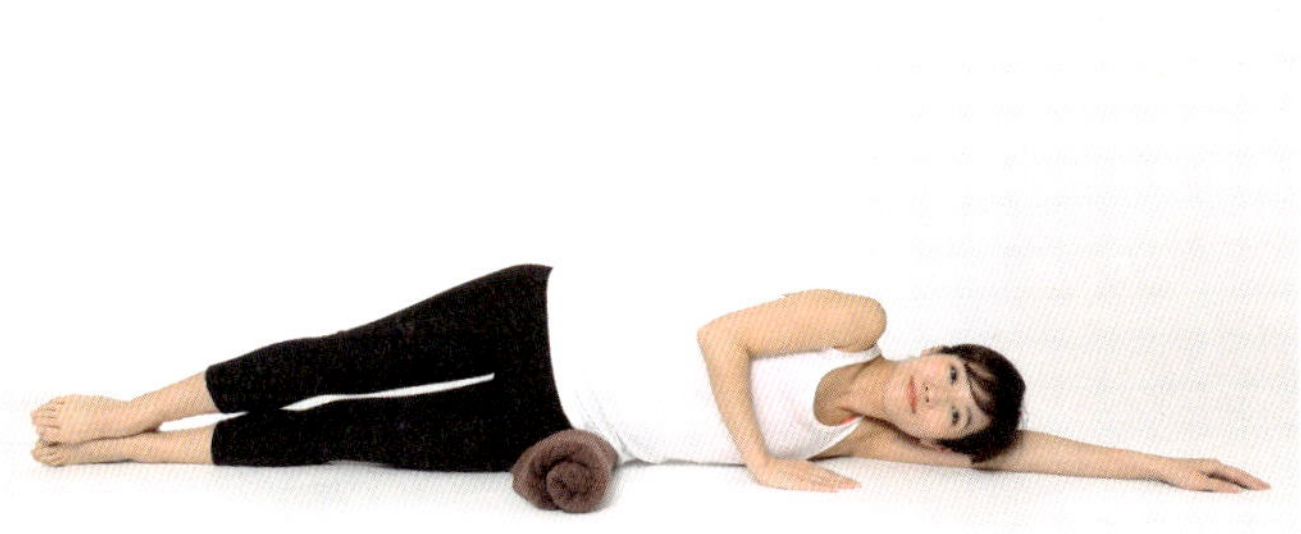

床に横向きに寝て、丸めたバスタオルを股関節の外側にある出っ張った骨（大転子）の下に敷きます。

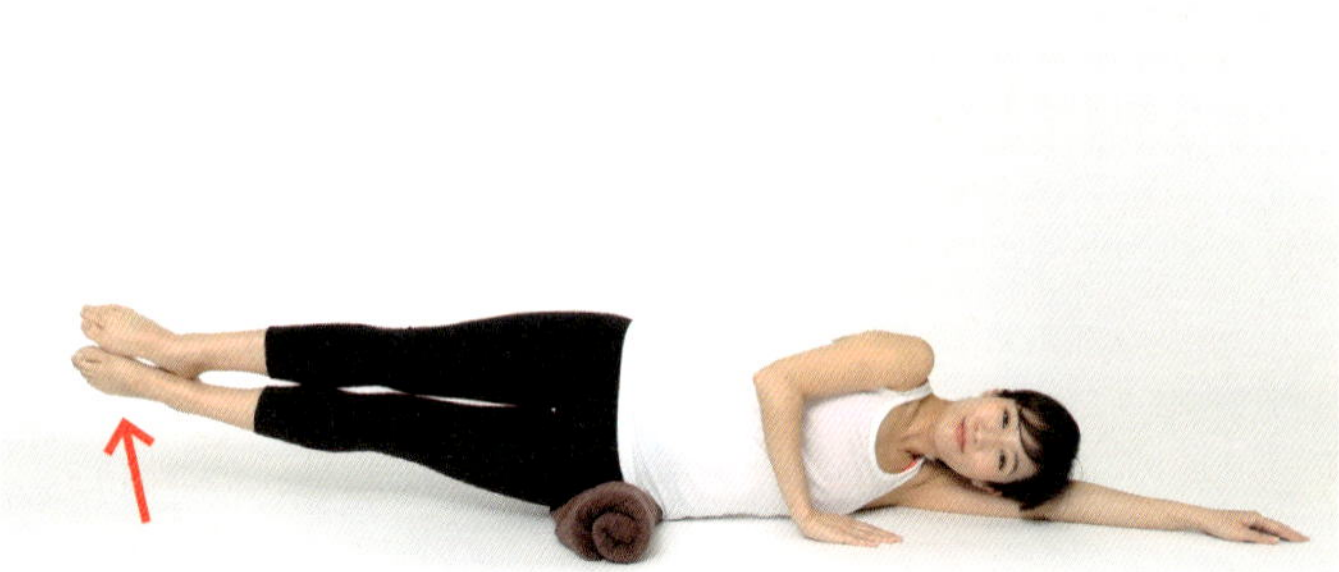

両脚をそろえて、10 ～ 20 ㎝ほど上にあげたまま 10 秒間キープ。反対側も同様に。1～3セットおこないましょう。

さらに

エクササイズの注意点

この「太もも引き締め」は直接骨にアプローチをかけるもので骨盤を締める効果の高いエクササイズですが、注意点があります。それは、生理約2週間前から生理中は控えること。

骨盤の開閉は女性ホルモンによって起こりますが、生理前から生理中は骨盤が開く状態に近づくことで、老廃物や経血を排出しやすくしてくれています。そのため、やりすぎると生理を止めかねません。生理不順なら、生理後2週間だけ実施してお休みしましょう。

ちなみに、一時期ダイエットグッズとしてはやった骨盤ベルトも、ホルモンリズムを無視しておこなったら生理が止まった、という方もいらっしゃいました。

基礎体温をつけるなどして、自分のからだのリズムを知っておくといいですね。

Exercise

空気イス筋トレ

効果1
太ももの引き締め

効果2
お尻の引き締め

まるでイスがあるかのようにエアーチェアーに座った姿勢で下半身を鍛える筋トレです。

このトレーニングで鍛えられる筋肉は、太ももの前面に位置する大腿《だいたい》四頭筋《しとうきん》、太ももの後面に位置するハムストリングス、お尻を形づくる大殿筋などの下半身の筋肉、そして、背骨に沿って走っている脊柱《せきちゅう》起立筋《きりつきん》というインナーマッスルなどです。

下半身のなかでも大きな筋肉に刺激を与えることができるので、全身の血流を促し、効果的に新陳代謝を高めることができます。

下半身全体の筋肉を効率的に鍛えるので、感度もアップ。ヒップアップ効果も高く、美尻も期待できます。

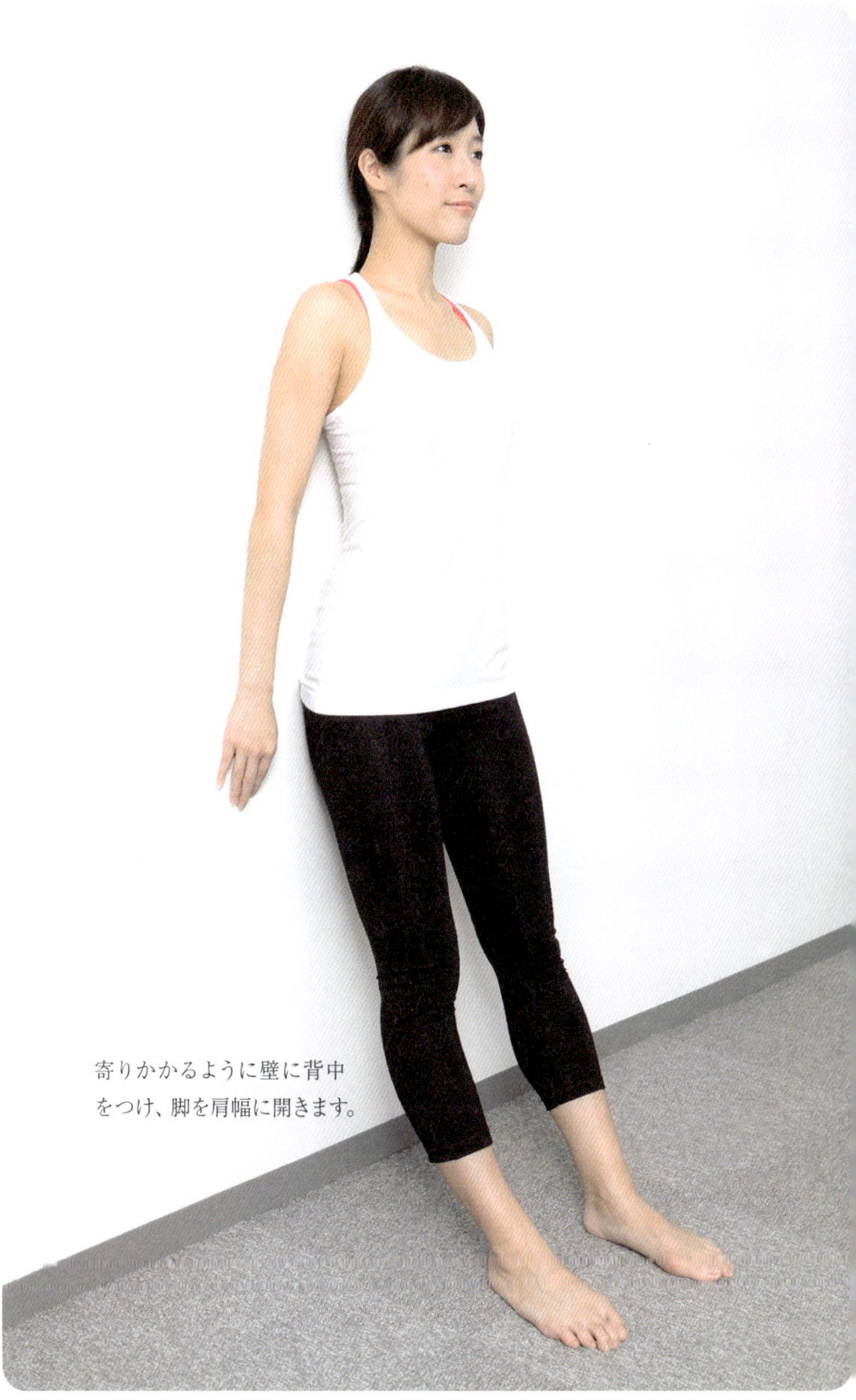

寄りかかるように壁に背中をつけ、脚を肩幅に開きます。

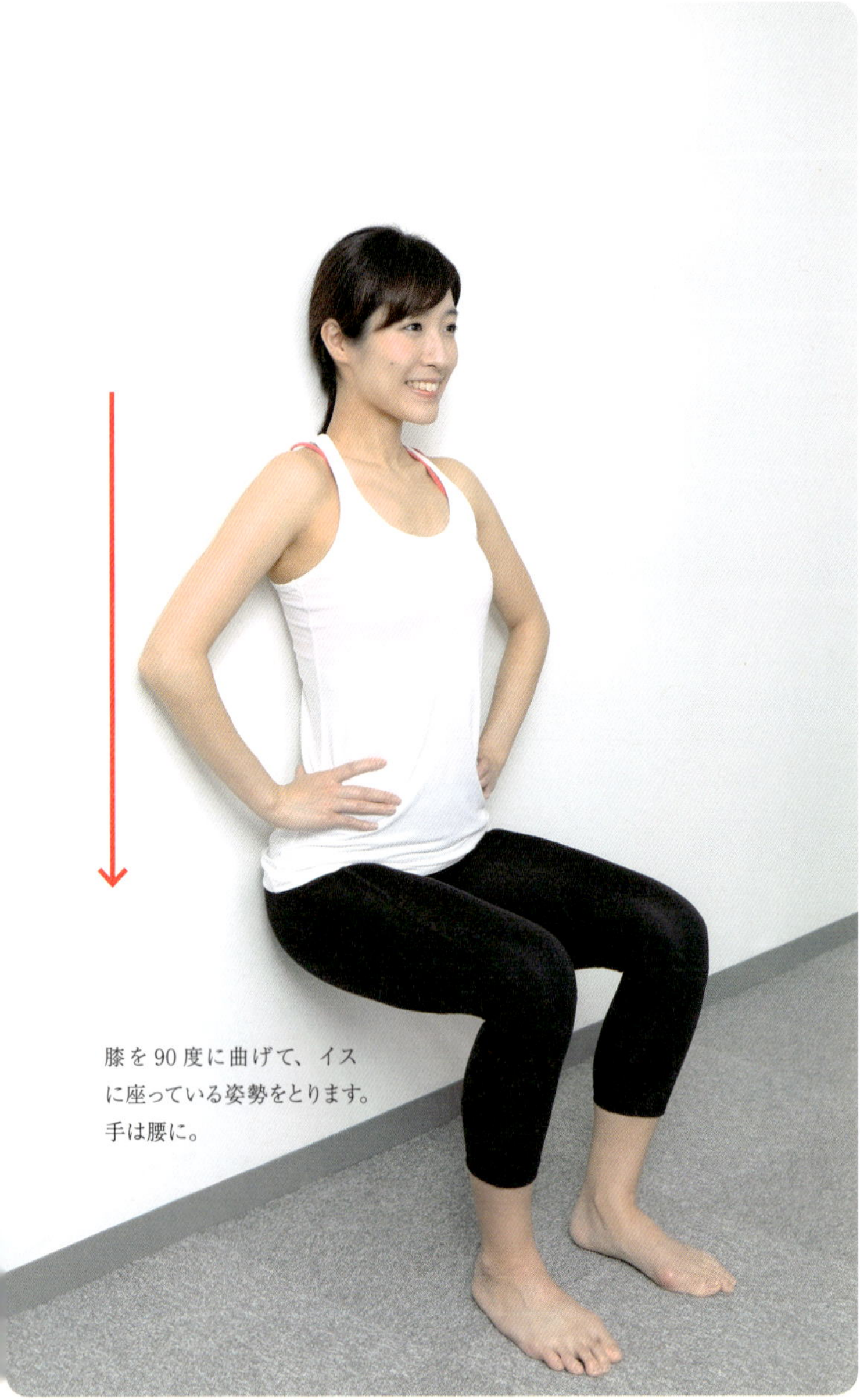

膝を 90 度に曲げて、イス
に座っている姿勢をとります。
手は腰に。

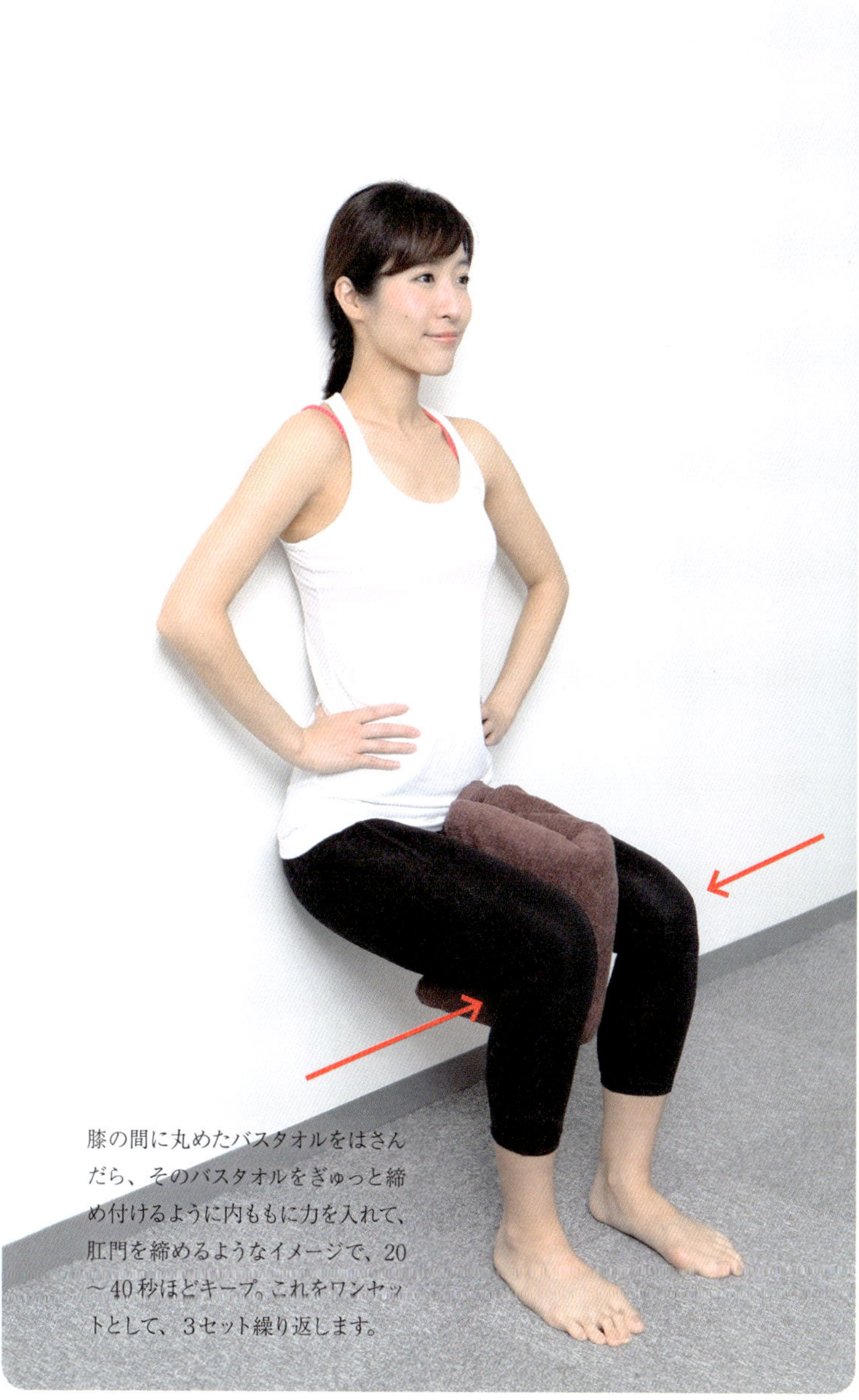

膝の間に丸めたバスタオルをはさんだら、そのバスタオルをぎゅっと締め付けるように内ももに力を入れて、肛門を締めるようなイメージで、20～40秒ほどキープ。これをワンセットとして、3セット繰り返します。

Exercise

ランジのポーズ

効果1
骨盤矯正

効果2
体幹アップ

ヨガのポーズのひとつである「ランジのポーズ」。脚から体幹まで全ての筋肉を使う全身運動です。脚を縦に開くことでお尻の筋肉をしっかり鍛えることができるため、下半身の大きな筋肉を刺激できて、代謝を一気にアップさせることができます。

また、腹筋の引き締めや、股関節の柔軟性を高めることはもちろん、このポーズをとることで骨盤を元の位置に戻す骨盤矯正の効果も。

シンプルなポーズながらも、女性の魅力をアップするうれしい効果がたくさん詰まった筋トレです。

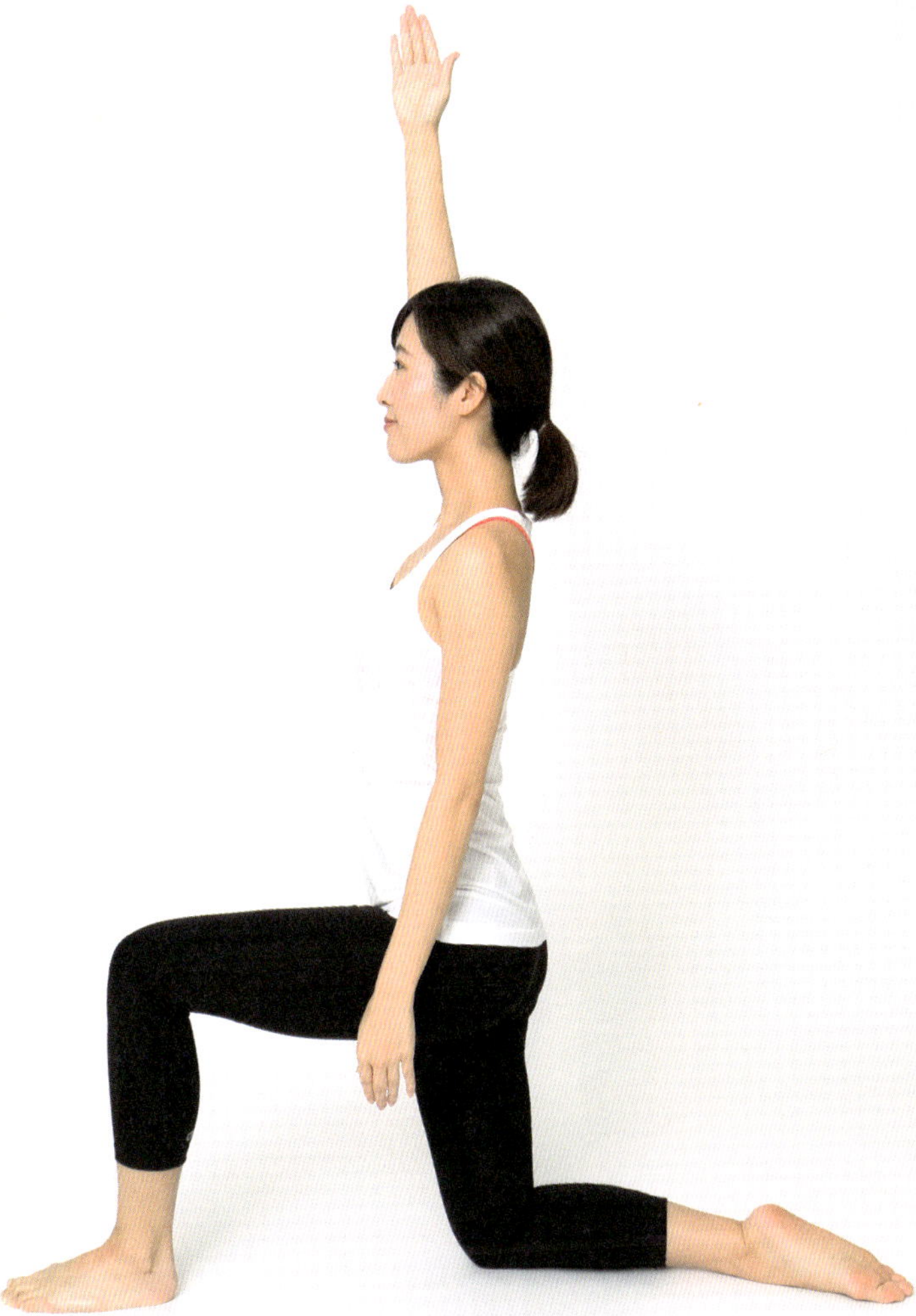

脚を前後に開き、左膝を 90 度に立て、右膝は 90 度になるように床につけます。背筋を伸ばして右手を真上に伸ばします。

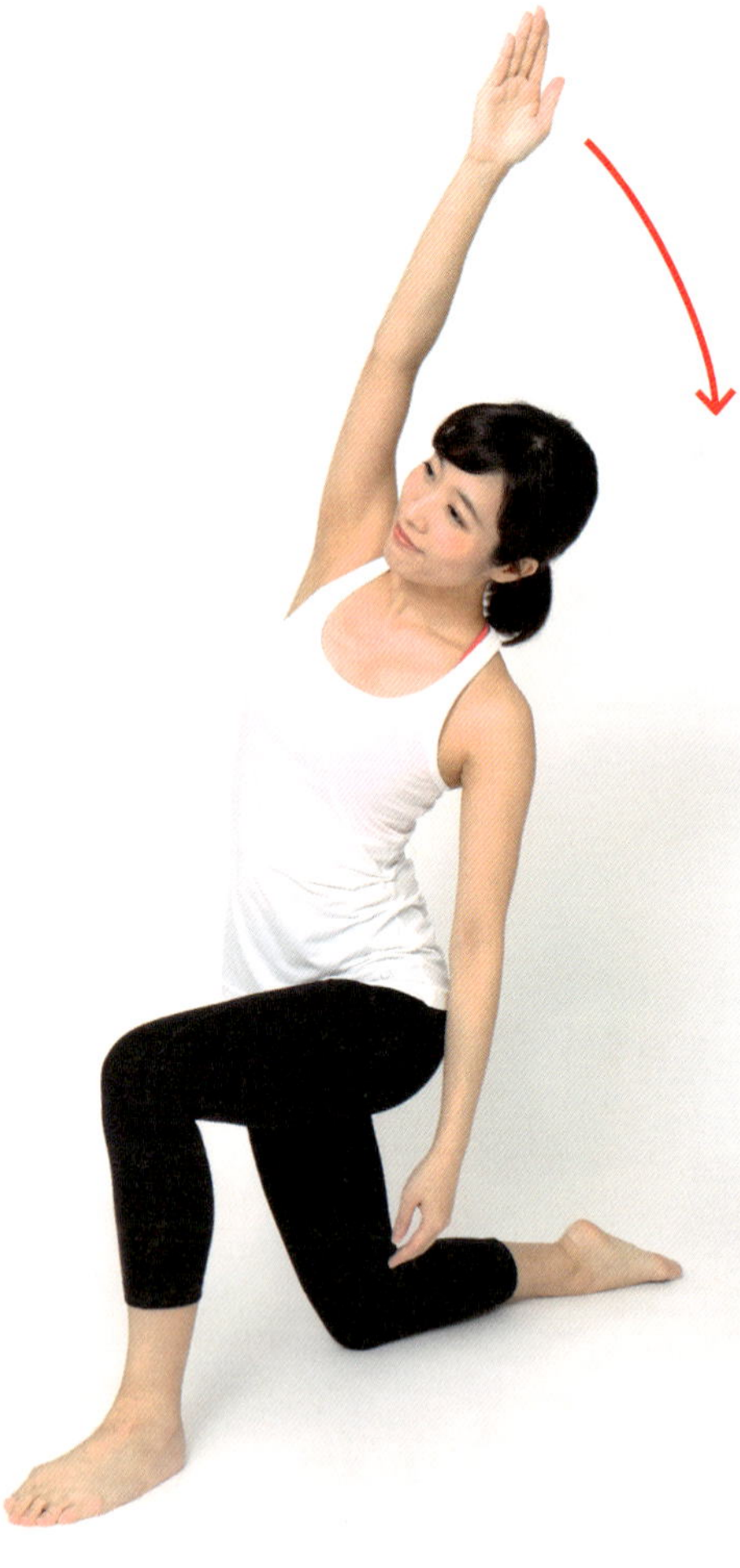

手を伸ばしたまま、からだを少し左に傾けましょう。わきが伸びることで骨盤が閉まります。このとき肛門を締めて、体幹でバランスをとるようにすると効果アップ。反対側も同様に。

さらに

効果アップの応用編

右膝を床につけず、足指で支えるようにしてバランスをとります。両手は腰に。後ろに伸ばした脚の太ももが伸びているのを感じながら、10秒このポーズでキープします。反対側も同様に。

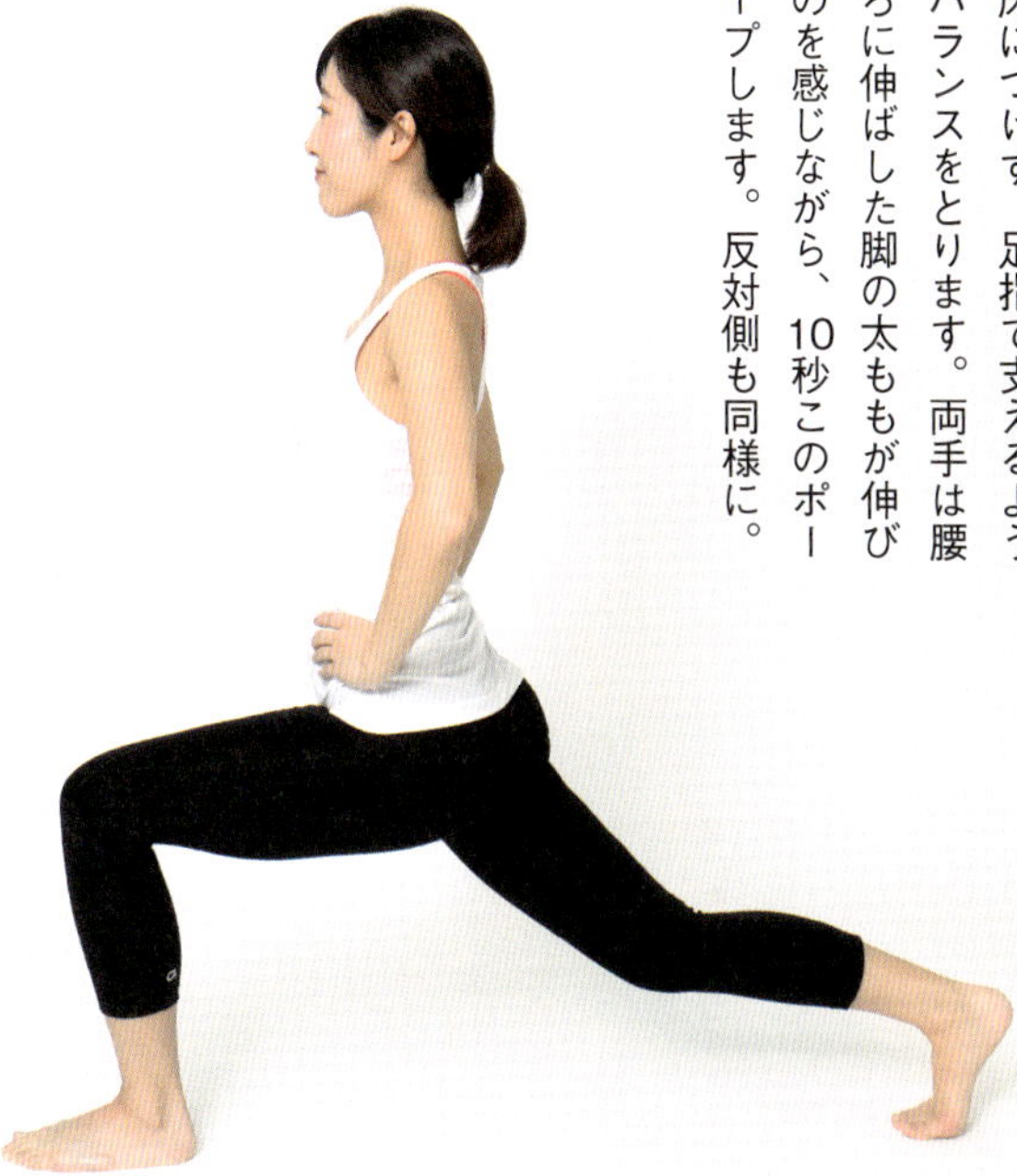

Exercise

立つだけスクワット

効果1
筋力アップ

効果2
ダイエット

イスに座ったり立ち上がったりするだけの簡単な動作ですが、その効果は驚くほど！

両手を上にあげることでわきのリンパ（腋下）が開くと同時に、立ち上がるときには腕2本分の重みもウエイトにしながら脚と体幹全体で持ち上げるため、下半身を鍛えるスクワットと同じ効果が得られます。

イスに座っている状態なら、どこでもできる手軽な筋トレなので、会社の休み時間に、家事の合間になど、思い出したときにおこないましょう。優しく心拍数をあげ、血流を促しながら代謝をアップします。

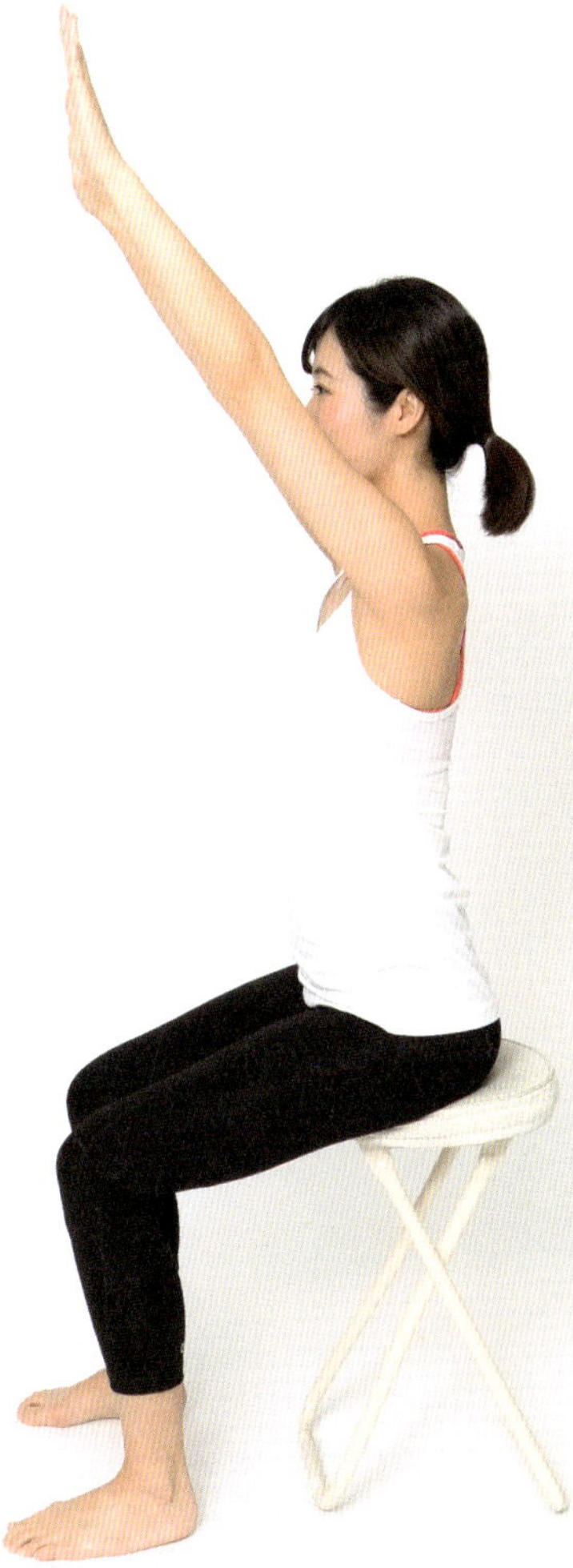

脚を肩幅に開いて浅めにイスに腰掛けたら、背筋を伸ばし、あごをひいて、両腕を斜め45度前方にまっすぐ伸ばします。

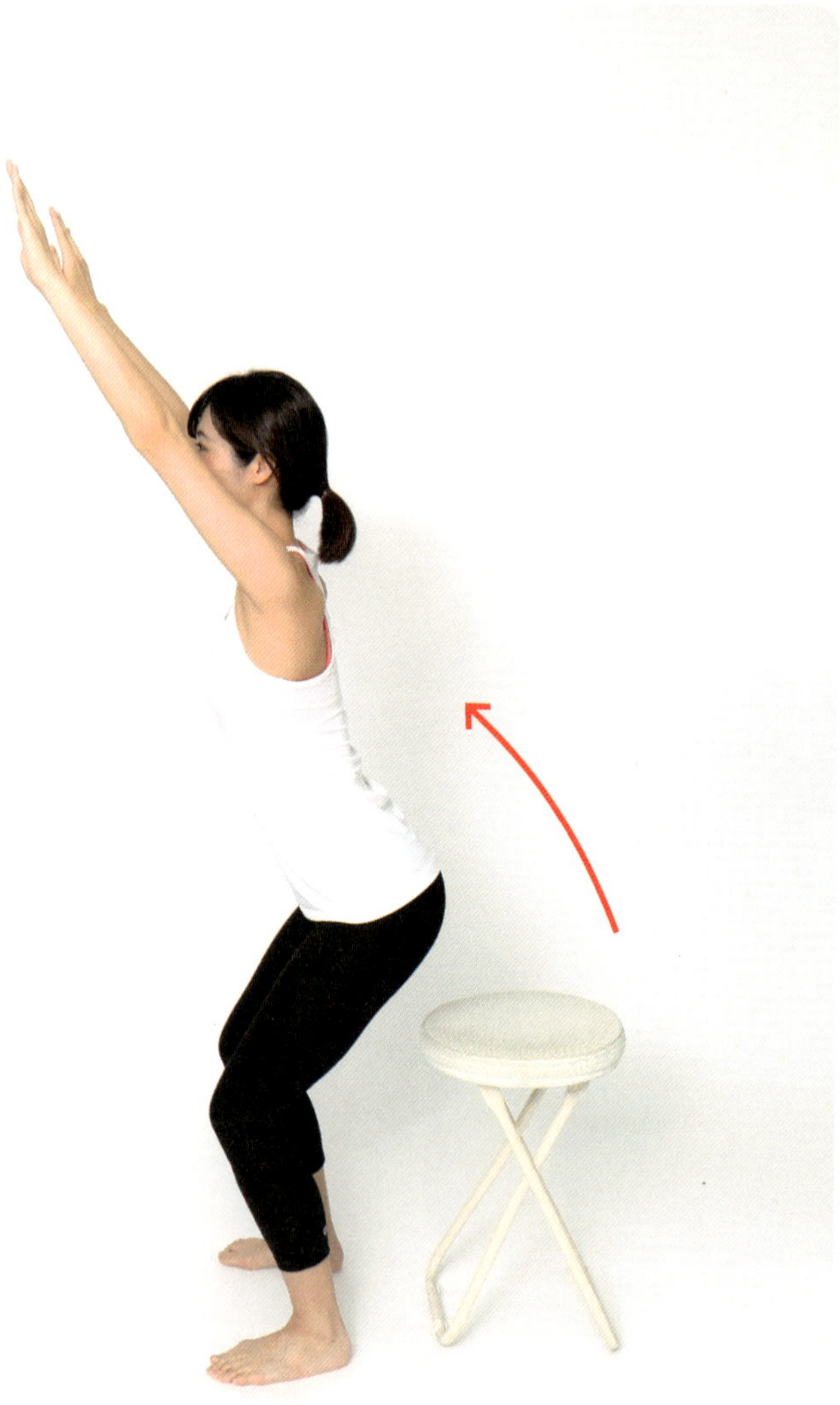

足の位置を変えずに腹筋を使いながら、ゆっくり立ち上がりましょう。このとき、下半身の筋肉に意識を向けます。

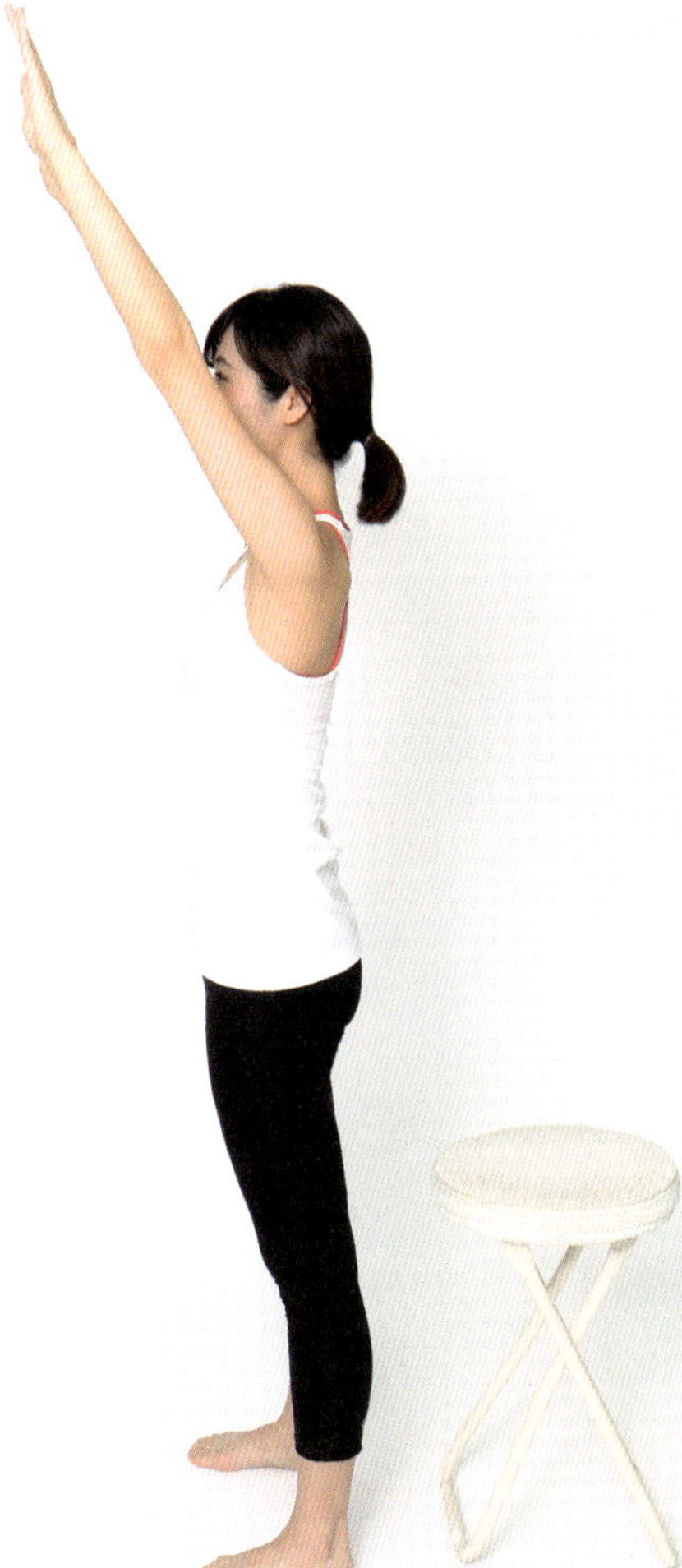

背中、脚、腕をまっすぐに伸ばし、フィニッシュのポーズをとります。この動作を5回ほど繰り返します。

Exercise

血流アップ脚のツボ

効果1
子宮の活性化

効果2
血流アップ

血流がとどこおっているように感じるときは、次の血流アップの3大ツボを押してみましょう。

1　血海
2　陰陵泉《いんりょうせん》
3　三陰交《さんいんこう》

これらは、血流を促しリンパを流して、むくみを解消してくれる心強いツボ。三陰交は子宮を活性化させる妊活のツボとしても知られています。

テレビを見ながらちょっとした合間に、気軽に3つのツボを押してみましょう。即効性があるので、からだがポカポカしてきますよ。

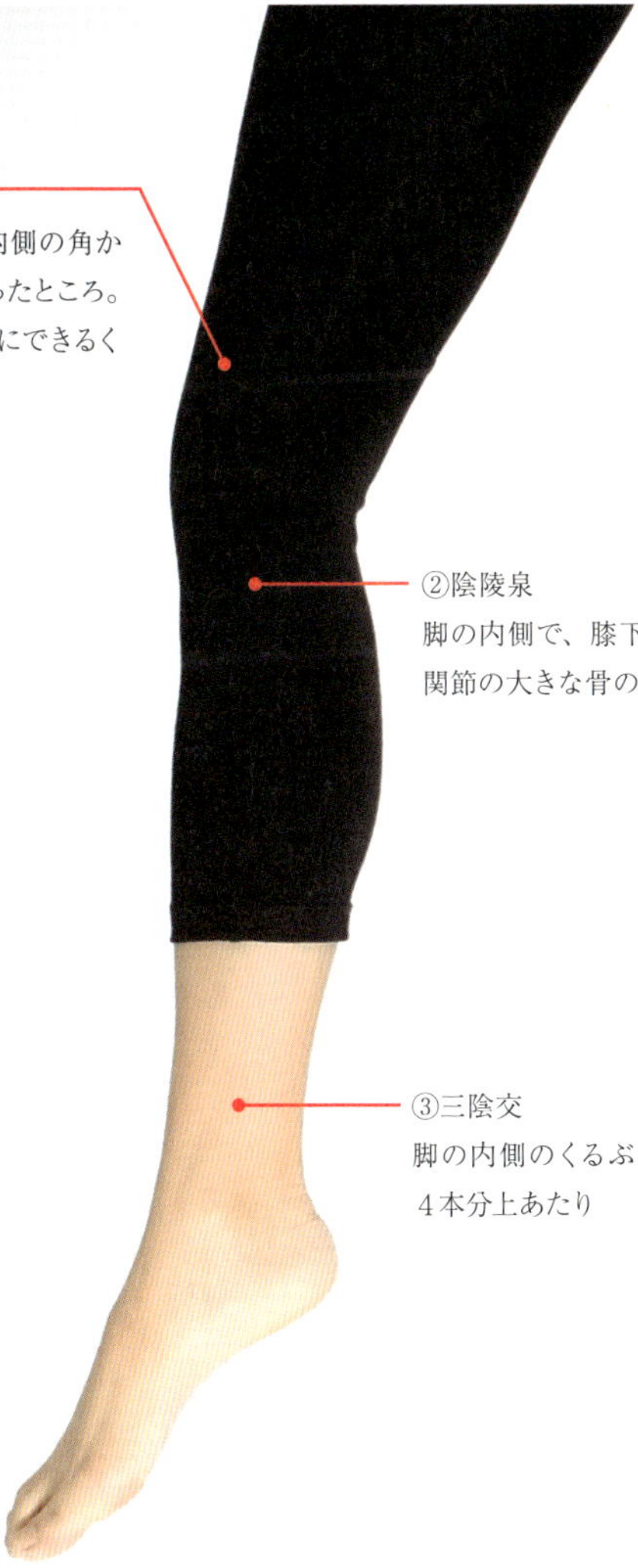
①血海
膝のお皿の上、内側の角から指３本分上がったところ。脚を伸ばしたときにできるくぼみの上あたり
脚の内側で、膝下にある膝関節の大きな骨のあたり
脚の内側のくるぶしから指４本分上あたり

指や肘を使って、ツボをもみほぐすように押しましょう。

Exercise

子宮に効く指もみ

効果1
子宮の活性化

効果2
血流アップ

からだには、あらゆるところに全身の反射区がありますが、手にも反射区は存在しています。なかでも腟圧調整にかかわる部分は、次の2つ。
①中指
②手根部
中指は背骨の反射区です。自律神経は背骨を中心に全身に張り巡らされているため、中指をねじると、自律神経全体に適度な刺激を与えることができて、からだのリズムが整います。

また、手根部とは手のひらの付け根部分。ここは骨盤まわりと相関しており、もみほぐすと、血流がよくなります。生理痛や冷えなどで子宮の調子がよくないときは、手根部を押すとからだが温まり、即効性を感じられるでしょう。

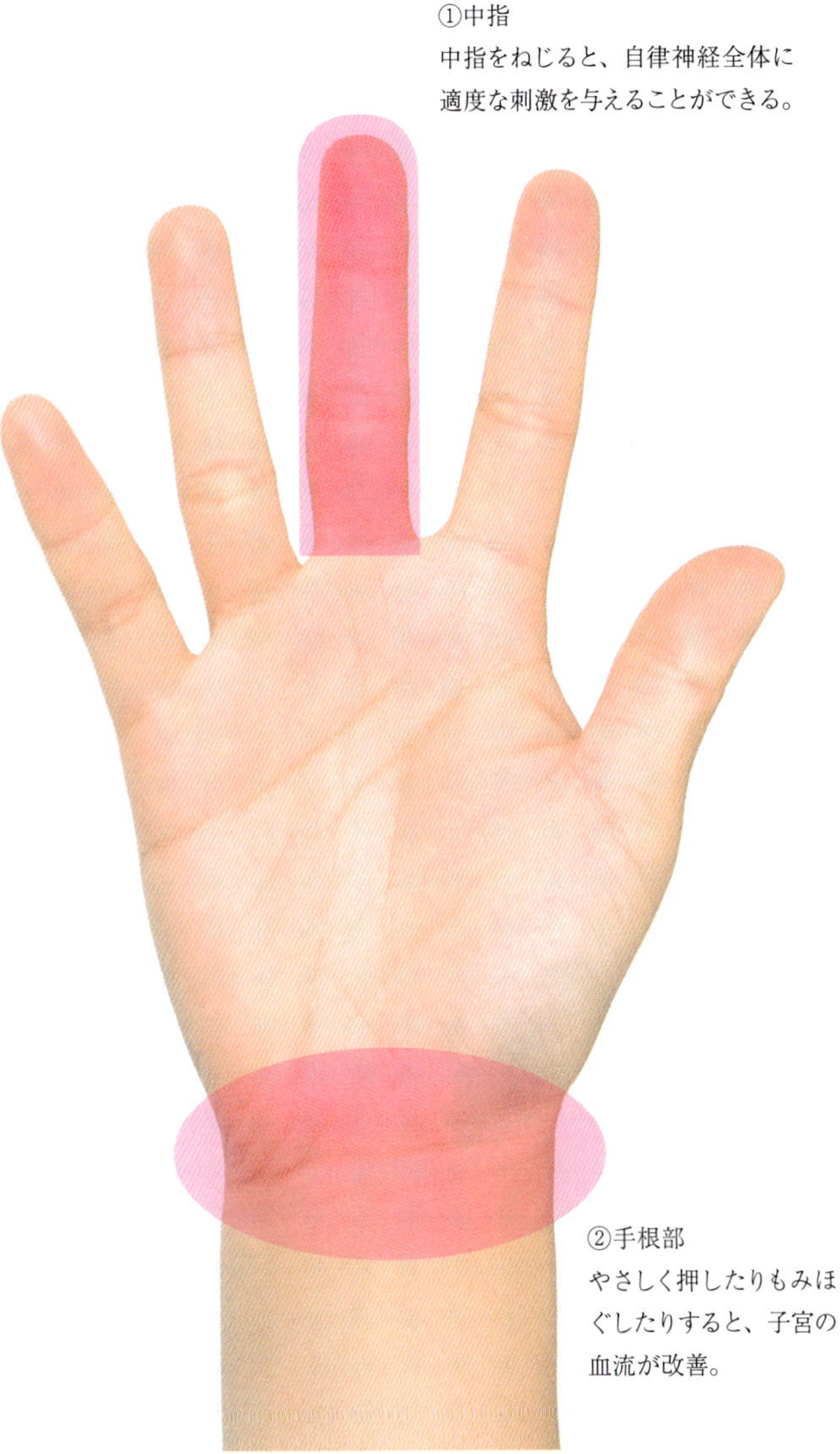
①中指
中指をねじると、自律神経全体に
適度な刺激を与えることができる。
②手根部
やさしく押したりもみほ
ぐしたりすると、子宮の
血流が改善。

4章

二人の関係がヘルシーになる

もっと気軽にとらえよう

セックスをするときは勝負下着をはいて、ムードのある雰囲気をつくって……とかまえる女性も多いかもしれません。

でも、かまえすぎるとセックスをすること自体がハードルの高いものになってしまい、精神的な負担になってしまいます。

私は、セックスはもっともっと気軽に楽しむものととらえています。友人から聞いた話では、ラテン系の国では、数カップルでホームパーティーをしているうちに、いい雰囲気になったカップルは別の部屋に移動してそのままセックスし、終わると戻ってきて、再び普通にみんなと談笑したりすることもあるそうです。

じゃれ合っているうちにセックスに発展する……日本ではまだそこまで

オープンにはなれないかもしれませんが、それくらい日常のなかに普通にあるものでもいいのではないかと思うのです。

なぜなら、性欲は三大欲求のひとつだからです。食欲、睡眠欲と同じように、誰かと触れ合いたいというのは、人間の大切な欲求。そこをおろそかにすると、感覚が鈍くなり、感じない自分になってしまいます。

一説によると、江戸時代から明治初期頃までは、日本はフリーセックスの国だったといわれています。夜に男性が女性の元に忍び込む「夜這い」の文化があったり、人妻が若い男性にセックスのてほどきをしたり、若い男女がひとところに集まって飲んで食べて歌ったあとに、いい雰囲気になったらセックスをするといったイベントもあったようです。このように、性に対してとてもポジティブなイメージを持っていました。

それが一転して、「性＝いやらしいもの、隠すべきもの、恥ずべきもの」

という価値観になったのは、西欧のキリスト教思想が入ってきたためです。

どちらがよくて、どちらが悪いというのではなく、もともと性におおらかな国民、それが日本人だったのです。

そこまでおおらかにはなれない、という方がほとんどかもしれませんが、セックスに対する価値観をもう少しゆるめてみて、「楽しむ」ことに意識をおくと心もからだも充実していきます。

思い込みを外す

セックスを気軽にできない理由として、私たちの勝手な思い込みが邪魔しています。

たとえば、セックスは暗くしてするものだ、イカなきゃいけない、かわいい声であえがなきゃいけない、一人の決めた人としかしてはいけない、パンツとブラジャーはセットのものじゃないといけない、むだ毛の処理をしておかないといけない、スタイルがよくないから裸を見せられない、胸が小さいから脱げない……などなど。

お客様のなかに、セックス自体は好きだけど、イキそうになるとなぜか逃げたくなってしまい、イク感覚がよくわからないとおっしゃる方がいました。その方に子どものころのことを伺うと、運動も勉強もいつも男の子と張り合って生きてきたそうです。そのため、頑張ることがいい女、努力してカッコイイ自分を見せられるのがいい女、という思い込みができてしまい、セックスのときも「イクことで自分を制御できなくなったらいい女でいられなくなって、彼に嫌われる」と思っている自分に気づかれました。

この思い込みが不要だとわかり、どんな自分でも彼に愛されていると思えるようになったらイクことができるようになったそうです。

思い込みを外していくのは、最初はとても勇気が必要です。でも、「こうしなければいけない」というルールをたくさん持っていると疲れてしまいます。

もっと開放的なセックスを楽しむためにも、思い込みの殻を破っていきましょう。心が開放されると、からだも感じやすくなっていきます。

二人の関係にマンネリはない！

お客様から、「最近、セックスもマンネリで……」という声をよくお聞きしますが、セックスに飽きるということはありません。

たとえば、スポーツをする場合、これで終わりという限界はありませんよね。どうしたらもっとうまくなるのかを探って進化し続けるのが、スポーツの醍醐味ですから、何十年間もひとつのスポーツに没頭しても飽きはこないのです。

そして、セックスもそれと同じだと思っています。

たとえば、体位について。からだが柔らかくなって骨盤が開くようになると、とれる体位も増えてくるのですが、そうなると探求心が湧いてきませんか？

どんな体位が気持ちいいのかなどを話し合って、お互いが幸せな気分になるセックスを追求できたら最高ですよね。

実際、江戸時代は「春画《しゅんが》」といって、日常生活のなかで繰り広げられる男女の営みをさまざまな体位で描いた浮世絵が流行していました。今でいうエロ本に当たるものかもしれませんが、陰湿な雰囲気はなく、パートナーと一緒に見ながら笑い合うような明るい軽快なタッチの性風俗の絵画でした。

お互いに「楽しむ」ことを忘れない。それが、いいセックスを実現する大切なポイントです。

抵抗感は、隠さず口に出す

セックスのときに女性から積極的になるのははしたない、こういうときは男性がリードするものという固定観念などから、男性任せになっている女性もいるでしょう。しかし、楽しみたいなら、自分がしてみたいこと、気持ちいいところなどをハッキリ伝えることが大事です。

セックスへの抵抗感がどうしても拭えない、という女性のお客様がいらっしゃいました。彼女は、以前つきあっていた人といい雰囲気になったのですが、行為直前に泣いてやめたことでフラれた経験があり、何年もそのことを引きずっていたのです。

彼女はその間、セックスをしようとすると恐れが出てくる自分を責めて、卑屈になっていたのですが、自分の思いを我慢せずに相手に言うことが大切と理解してくれました。すると、間もなく彼氏ができ、少しずつ自分の今の正直な気持ちを彼に伝える努力をしていかれました。

彼は懐の大きい人で、そんな彼女の気持ちに寄り添い、心がほどけるまで待ってくれました。そして、彼とセックスができるようになり、以前なら恥ずかしくて口に出せなかったことも思いきって言う努力をし、今では自分が気持ちよくなることをたくさん彼にリクエストできるようになったそうです。

それから3カ月後、彼にプロポーズされ、もうすぐ結婚間近と報告がありました。セックスへの抵抗感がなくなったことで、彼が見つかり、結婚まで手に入れた彼女。人生を楽しみ尽くしています。

相手を振り回すくらい積極的な女性になる

女性が消極的になってしまうのは、「女性がでしゃばりすぎると嫌われる」といったような固定観念からです。

私も以前は男性任せでしたが、自分の思いを殺してセックスをしてもつまらない時間だと感じていました。

そんなある日、相手に嫌われてもいいと思い、自分のしてみたいことをセックスの最中に言ってみたのです。そして、それをしてみると、相手がとても喜んでくれたことから、開放的になれました。

実際、いろいろな男性とつきあってみて、積極的な女性が嫌いな男性は少ないと思います。男性の狩猟本能を目覚めさせるのは、「ルパン三世」の不二子ちゃんや、「ワンピース」のナミのような、自分を持っていて意思表示のできる強い女。振り回されてしまうくらいの女性のほうが、追いかけたくなるものです。

ですからもっと積極的になりましょう。そんな女性のほうが、男性は魅力を感じるのです。

マンネリを防ぐマル秘テク

もしセックスにマンネリ化の影が迫ってきたときは、ぜひ試してほしいことがあります。それは、セックスを我慢する1週間をつくること（一緒に住んでいない場合は、1カ月にしてみてもいいですね）。

1日目　触れ合わず、会話だけ。見つめ合う。
2日目　軽いタッチをする程度

3日目　ハグをする
4日目　キスをする
5日目　一人エッチをする
6日目　胸を触ってもらう
7日目　セックスする

こんな感じで、あえてセックスを封印して欲求を高めてみると、お互いに求め合う気持ちが再燃します。

海外では、マンネリ化を防ぐために、あえて知り合う前のシーンを演じて盛り上げることもあるそうです。たとえば、彼女を一人でバーに行かせ、あとから男性がそのバーに行き、カウンターで飲んでいる彼女に声をかけて意気投合。そのままホテルに行くなど、楽しむための雰囲気づくりを欠かしません。

二人でいつまでもセックスを楽しむためにも、なんでもオープンに話し合える信頼関係を築いておくことも大切ですね。

セックスレスはコミュニケーション不足

お客様からよく聞く悩みのひとつに、セックスレスの問題があります。40、50代でもう何年もしていないという方、結婚して3年目くらいからセックスの回数が減ってきたという30代の女性、今までは会うたびにしていたのに一緒に住むようになったら月1回するかしないかになったという新婚さん……。

セックスレスの原因はいろいろですが、やはり一番を占めるのは、コミュニケーション不足です。なんでも会話できるという関係はもちろんですが、それとともに大切なのが、触れ合いのコミュニケーション。

私たちはスキンシップをとおして、相手の気持ちやぬくもりを感じ取りますが、そのスキンシップがなくなると、普段触れていないのにセックスをするというのが、不自然なことに思えてくるのです。

その結果、セックスをすることに壁ができてしまい、気がつけばセックスレスになってしまいます。


お客様のなかには、50代になっても旦那様とラブラブでセックスのある方もいらっしゃいます。その方のお話を伺っていると、ご夫婦でマッサージを交互にし合ったり、二人で出かけるときも手をつないでいたりと、触れ合っていることが多いようです。

一度セックスレスになると、相手に触れるのに勇気が必要かもしれませんが、あまりかしこまらずに、もっと犬とじゃれ合うように、軽い気持ちで触れ合ってみることから始めてみてください。

頭であれこれ考えるのではなく、からだで感じてみると、スキンシップの気持ちよさ、楽しさを感じることができて、セックスレスの解消へとつながっていきます。

疲れている日は最後までしなくてもいい

みなさんのなかで、セックスってどんなイメージですか？

男性は射精をし、女性はイク……。ここまでしてセックスをしたことになる、と思っていませんか？

それが理想であるかもしれませんが、私たちのからだは日々、変化を感じています。男性も女性も、仕事で疲れていたり、精神的に落ち込んでいたりする日は性欲もあまり湧きません。

また、女性の場合は生理周期によってからだと心の状態が変わります。たとえば、排卵期は性欲が出るけれど、生理の直前、直後はあまり性欲が湧かないなど、ホルモンの状態もアンバランスです。

それなのに、裸で抱き合ったら最後までイカなければならないとなると、我慢しながらすることになるので、精神的に負担になってしまいます。こうした負担がセックスレスにもつながります。

そこまでの気分ではないという日は、「今日は疲れているから、今度にしたい」と伝えましょう。そうすれば、彼もわかってくれるでしょうし、キスだけで抱き締められて眠りに落ちることができれば、それだけで幸せな気分になれます。

ゴールは「気持ちいい」こと

男性が射精をしないと「あれ、気持ちよくなかったのかな?」と不安になることもあるでしょう。私も以前、彼が射精をしなかったので「どうしたの?」と聞いたら、「いつも射精するわけじゃないんだよ。でも、気持ちよかったからそれでいいんだよ」と言ってくれたことがあり、すごく肩の荷が軽くなったことがありました。

それ以来、セックスのゴールは、挿入するしないにかかわらず「気持ちいいこと」にしたところ、お互いセックスの途中で疲れて「寝ようか」とやめることもできるようになりました。

男性が疲れていて、女性がどうしてもイキたいときは、彼に手わざでクリトリスを触ってもらってイッてもいいですし、女性が疲れていて男性がどうしても射精したいときは、ペニスを舐めたり、手わざでイカせてあげてもいいでしょう。

とらわれることなく、「気持ちいい」をゴールにすると、罪悪感を持たずにどんな状態でも満足することができるようになります。

からだを知ることがいいセックスへの第一歩

本当はあまり気持ちよくないのに、相手に悪いからと気持ちいいフリをしてしまうことはありませんか？

たしかに、「それ気持ちよくない」とは言いづらいですよね。相手も否定されたと思い込んでしまうかもしれません。

そんなときは、「こっちのほうが気持ちいいから、触ってみてくれる？」というふうに、頼んでみましょう。男性だって、相手は気持ちよく感じてくれているかな？　と不安な気持ちはありますから、女性がリクエストをしてくれたら喜んでそれに応えてくれるものです。

男性にしてほしいリクエストをするためには、まず女性が自分の気持ちいい部分を知っていることが前提です。ですから、自分のからだをしっかり探って、どこが性感帯なのかを見つけましょう。

そのためには、一人エッチで性感帯を探ります。多くの女性はクリトリスを刺激することで快感を得られますから、どんなふうに触ると気持ちいいのか、いろいろ試してみてください。

濡れてきたら膣のなかに指を入れて、360度膣壁を押してみます。膣の前壁にはGスポットといわれる性感帯もありますので、いつもと違う感覚を感じるところはどこか、自分のからだを開発していきましょう。

女性の場合、クリトリスでイク派と膣でイク派がありますので、まずは触れて自分で確かめてみることが大事です。

なかには、衛生面が心配で膣のなかに指を入れられないという人もいます。その場合は、市販されている指用コンドームをつけて触れてみるのもいいですね。

性感帯は全身にありますが、性器以外でとくに感じるところは、158ページで紹介する副乳ライン。アロマをたくなどリラックスした空間で、目を閉じながら副乳ラインにそって、フェザータッチで触れてみるとゾクゾクするような感覚が味わえます。

ほかにも、おへそまわり、太ももなども試してみてください。

AVがお手本では、女性は気持ちよくなれない

男性のセックスは、いまだにAVがお手本になっています。しかし、AVのセックスは男性本位で決して女性視点ではありません。AV女優の反応はほとんどが演技ですが、それを見ている男性は、アクロバティックに激しくしたほうが女性は気持ちいいものと思い込んでいます。

でも、それを実際のセックスに持ち込まれても、決して女性側は気持ちよくなれません。ですから、女性が自分の気持ちいい部分を探って、それを相

手に伝えるというふうに、女性がリードすることも必要です。

女性が気持ちよくなるためには、前戯がとても大切です。男性はすぐに挿入したがるかもしれませんが、女性の場合は心もからだも完全にリラックスした状態にならないと感度も鋭くならないのです。

ですから、自分が気持ちよくなる部分、感じる触り方などを研究して、相手にリクエストすることはとても重要です。

最初はうまくいかなくても、何度もトライしていくうちに、お互いの息もぴったり合ってきて、気持ちいいセックスにいきつけるようになることでしょう。

フェザータッチで感じるレッスン

自分の感度を高めるには、自分のからだをフェザータッチで触れてみましょう。フェザータッチとは、指先で触れるか触れないかくらいの刺激でタッチすることです。

まず、試してほしいのが副乳ライン。副乳とは、退化しきれなかった乳房のことです。四つ足の動物を見ると、乳房が2対4個だったり、4対8個だったりしますが、人間も哺乳類の一種ですからその名残りといわれています。

この副乳ラインは、肩先から乳首のやや外側にかけてあり、人によってはポチっと出ている人もいます。ここはとても感じやすいポイントなので、フェザータッチで刺激してみましょう。

パートナーがいる場合は、彼に触ってもらうと感度も高まりますが、自分でおこなう場合は、好きな男性に触れられているようなイメージをしながら、疑似セックスを楽しんでください。

感じることに集中すると、どこが特に気持ちいい場所なのかも気づくことができて、新たな発見になります。

同時に、乳首のまわりなど胸もフェザータッチで刺激すると、より女性ホルモンが活性化します。

セックス前に副乳ラインをマッサージすると、気持ちも盛り上がりやすく、オーガズムに達しやすくなりますよ。

おへそまわりも性感帯

腹筋が割れている人は、シックスパックといって、おなかの筋肉が6つにわかれますが、一番下の筋肉の外側部分あたりをトントンと優しく指で刺激してあげましょう。ここはちょうど子宮や卵巣のあたり。外側から直接刺激をすることで気持ちよさを感じられ、感じやすいからだになります。

同時に、おへそまわりもトントン刺激してあげましょう。おへそまわりはホルモンバランスを調整するツボともいわれていて、ここを刺激すると女性ホルモンが活性化し、濡れやすくなったりオーガズムに達しやすくなったりします。

おへそまわりや下腹が性感帯の人もいるので、ぜひ触れることで気持ちいい場所を探してください。

ご無沙汰でも大丈夫なからだをつくる

しばらくの間彼氏がいなかったたり、彼がいてもセックスレスだったりしてご無沙汰でも、いつセックスのチャンスが訪れるかわかりません。ですから、そのときのために備えて、感じるからだづくりをしておくことはとても重要です。

実際、何年もセックスをする期間が空いてしまうと、膣が硬く狭くなったり、緊張から濡れにくくなったりして、挿入時に痛みをともなうこともあります。また、裸を見せることに自信がなくなったり、女性としての魅力を感じてもらえるかどうかなど、不安が渦巻いて精神的にも不安定になってしまったりして、セックスを楽しむ余裕がなくなってしまいます。

そうならないように、骨盤をゆるめ、リンパの流れや血流のいいからだをつくり、筋肉を鍛えて、自分の感じる部分を探っておきましょう。すると、来るべきときにも動揺することなく、セックスを楽しむことができます。

それでも、ご無沙汰なことに不安があるようでしたら、同性の友達や親子でもいいのでハグをしたり、手をつないだりしてスキンシップを多めにしておきましょう。人は抱き締められたり、触れられたりすることで癒やされて情緒も落ち着きます。

なのに、あまりにも触れられない期間が長くなり、自分自身のケアもおこたるようになると、触れられることが怖くなり、恋愛がしづらくなってしまいます。

彼がいないのに、いいセックスをするためのトレーニングを積むことに寂しさを感じてしまう方もいるかもしれませんが、このトレーニングをすることで自分のからだに意識が向くので、全身が引き締まっていきます。

とくに、筋トレでは内ももの力がつくので、姿勢もよくなり、美脚になります。脚から腰にかけて引き締まるので、ぽっこり出た下腹部も引き締まりますし、くびれもできるので、自信をもって裸の姿を見せることができますよね。

また、筋力を高めることで体力もつきます。そのため、いざ本番になったときも疲れることなく、長時間、セックスを楽しむことができます。自分の気持ちいいところを知っておくと、相手を導いてあげることもできます。

初めてのセックスで、そんなに積極的になってもいいの？　と思うかもしれませんが、実際、男性には積極的な女性のほうが魅力的に映ります。

セックスする相手がいようといまいと、うれしいことずくめですから、あなた自身のために、ご自分のケアをしてくださいね。

セックスありきで決めてもいい！

ちゃんとつきあうと決めるまでセックスはしない、という女性も多いと思いますが、私はセックスありきでつきあうかどうかを決めてもいいと思っています。

なぜなら、人は裸と裸で触れ合うと、その人本来が見えてくるからです。デートのときにいくらカッコイイことを言っていても、セックスをすると女性をどう扱う人か、どんな考え方の人なのかがわかります。

たとえば、セックスしたあとにずっと抱き締めていてくれる人もいれば、背を向けてタバコを吸う人もいます。若くて勢いだけの人もいれば、じっくり前戯をして感じさせてくれる人もいます。

触り方が優しくて丁寧な人もいれば雑な人もいますし、楽しくセックスする人もいれば終始無口な人もいます。

デートをするだけではわからなかったものが、セックスをすることで一瞬にしてわかるのですから、相手を見極めるのに手っ取り早い方法ともいえます。

外国では、デーティングといって、まだつきあってはいないけれどお互いを知るための期間と決めてデートをするお試し期間があります。

この期間にどこまで関係を進めるのかはカップル次第ですが、からだの関係を持つ場合も多く、しかも、デーティング期間なので、別の人とデートをすることも可能です。

そういうと、「遊ばれてるだけじゃない？」という声もあがりそうですが、女性側が「選ばれる」のではなく「選ぶ」という意識でデートをしてみるのもいいかもしれません。

セックスで、からだの相性と心の相性を確かめる。それくらい女性が積極的でもいいと思います。

理想の彼氏を引き寄せる呼吸法

現代人がからだの不調を訴える原因として、自律神経のバランスが崩れていることが大きく影響していると思われますが、それを整えてくれるのが「深呼吸」です。

深呼吸は意識してもしなくても、息を吐くときに副交感神経が優位に、息を吸うときに交感神経が優位になるので、意識的に自律神経を整えられる唯一の方法。つまり、意識と無意識（潜在意識）をつなぐ架け橋のようなもの、それが深呼吸なのです。

私たちの脳は三層にわかれていて、一番外側の層が大脳新皮質で、理性や知性を司る脳。思考などの顕在意識はこの大脳新皮質が関係し、脳全体の3

〜5％を占めています。

その内側が大脳辺縁系といって、動物的本能や感情を司る脳。一番中心にあるのが視床下部で、自律神経の中枢を司る脳。この2つの脳は、潜在意識と関係し、全体の95〜97％を占めているといわれています。

つまり、脳の大部分が潜在意識で占められており、そこに何が入っているかで現実が決まるのですから、「潜在意識に理想の願い」を入れればいいのです。

ところが、一番外側の脳に不要な思考がたまっていると、潜在意識に願いを入れることができません。

そこで、呼吸法によって不要な思考を取り除き、キレイになったところに叶えたい願いを入れるのです。すると、あら不思議！　本当に願いが現実になります。

この呼吸法は、加藤俊朗先生の呼吸法レッスンで教えていただきました。

すると、3カ月後に本当に理想の彼を見つけることができたのです！

彼氏がまったくできなかった友人にも、この呼吸法を教えたところ1カ月後に彼氏ができましたし、彼にプロポーズされて結婚した人もいました。

次に、より強力に願いを叶えるために、加藤先生の呼吸法に少しアレンジを加えた「理想の彼氏を引き寄せるバスタイム呼吸法」を紹介します。お風呂に入りながらぜひおこなってみてください。効果はバツグンです！

①浴槽に入り息を吸ったら、顔をお湯に沈め、お湯のなかで「彼氏がほしい～！」と思い切り声に出して叫びます。「彼氏がほしい」という強い思いは雑念ですが、声に出すことで速攻で雑念を消すことができます。お湯のなかなので、家族やご近所に聞こえることもなく安心です。

②その後、顔をお湯から出して、は～ぁっと息を吐き「（彼氏が）できた」とリラックスします。ポイントは安心すること。安心しているときに「彼氏

ができた～」と思うことで、願いは現実になります。余裕があれば、理想の彼のルックスやデートをしているシーン、愛し合っているシーンなどを思い浮かべましょう。

③　①②を3回ほど繰り返します。緊張と弛緩の繰り返しで、雑念をゴミに出し、願いをしっかりと潜在意識に入れて現実にすることができるでしょう。

出会いはどこにでもある

「出会いがなくて、彼ができない……」という人もいますが、出会いはどこにでもあるものです。たとえば、居酒屋で隣の席になったお客さん、電車で隣に座った人、道を聞かれた人、引っ越し業者のお兄さん、生協のお兄さん、道でティッシュを配っている人……など。

そんなのありえない！　と思うかもしれませんが、最初のきっかけはささいなことがほとんど。そこから信頼関係を築けばいいわけです。

ちなみに、声をかけられやすい女性は美人でかわいいかというと、そうとも限りません。

では、どういう女性が声をかけられやすいかというと、じつはからだが柔らかくて筋肉もしなやかな人だったりします。

筋肉が硬いとどうしても視野も狭まり、猫背になってうつむいて歩きがちです。でも、筋肉が柔らかいと血流もよく肌色もいいので、しなやかでみずみずしい雰囲気が出ているのです。

筋肉の質がいいと、視野も広く姿勢もキレイです。前を向いてはつらつとしていますし、顔の表情筋も豊か。明るい雰囲気に包まれているので、そういう女性にはつい男性も声をかけたくなってしまうのです。

実際、からだを動かすとドーパミンが分泌されるなどホルモンも活性化されるので、活力がみなぎってきます。精神的に安定して余裕が生まれるので、いろいろな男性に目が向き、出会いのチャンスも多いのです。


出会いがないと嘆いているのなら、からだを動かしましょう。膣圧調整ストレッチをして、魅力的な女性に生まれ変わってください。

おわりに

この本を最後までお読みくださって、ありがとうございます。
セックスや容姿、健康について、悩みを解消できそうでしょうか？

とくに、性に関する悩みは、なかなか人に話すことができません。だからこそ、秘めて悩んでしまうものですよね。
でも、その悩みを抱えた「今」はずっと続きません。ただの通過点でしかなく、あなたの人生をより豊かにしてくれる気づきの経験となってくれるものですから、悲観しなくて大丈夫です。

なぜ、そう言えるのかというと、私自身がそうだったからです。

私は、幼いころから友達がフツーにできず、伝えたいことをうまく伝えることができない子どもで、繰り返しいじめを受けてきました。

運動音痴で、運動会では何度も最下位に。男の子から容姿についてバカにされたりしたこともありました。勇気を出して好きな人に告白したら、相手に「気持ち悪い」と泣かれてしまうこともありました。

社会人になってからも、あまりの自分の不器用さに絶望したことが何度あるかわかりません。

でも、これらの経験がなければ、同じような悩みを抱えた方の気持ちに寄り添うこともできませんでしたし、理想のボディーラインや小顔を手に入れるために本気で努力することもありませんでした。

もし、男の子とまともな恋愛ができていたら、セックスに関する独自のメソッドを考えるまでたどり着くこともできなかったと思います。

私たちはまわりと自分を比べて、「～ができたら」「～だったら幸せだったのに」と考えてしまいがちですが、人は実際に体験したことしか、心の底から理解することはできません。

だから、今あなたが悩みのなかにいるならば、それが解決されたとき、めちゃくちゃ幸せな体験が待っていることを約束します。

そのためにも、ぜひこの「腟圧調整ストレッチ」を試して感じる力を育て、まずは自分を最高に幸せにしてあげてください。

この本が、あなたの人生をご機嫌に、ハッピーになるよう、サポートする1冊となることを、心から願っています。

鈴木貴恵

著者プロフィール

鈴木貴恵

女性専門の均整術師。プライベートサロン「Fairy」主宰。4000人以上の女性のからだの悩みを解決してきたパーソナルトレーナーとして、東京、神奈川を中心に活動している。女性のダイエットを中心に指導しているなか、トレーニング中のお客様から膣まわりや性の悩みを打ち明けられたことがきっかけで、「膣圧調整ストレッチ」のメソッドを開発。簡単なストレッチで、膣まわりやホルモンバランスの不調を解決できる「膣圧調整ストレッチ」は、サロンのシークレットメニューにもかかわらず、ひそかに悩んでいた女性たちの間に口コミで広がり続けている。

プライベートサロン「Fairy」 takae-suzuki.com

鈴木貴恵

潤う力

膣圧調整ストレッチ

2018年7月8日　第1刷発行

著者 ……………… 鈴木貴恵
医師監修 ……… 山下真理子

発行者 ………… 土井尚道
発行所 ………… 株式会社 飛鳥新社
〒101-0003 東京都千代田区一ツ橋 2-4-3 光文恒産ビル
電話（営業）03-3263-7770（編集）03-3263-7773
http://www.asukashinsha.co.jp

装丁 ……………… 鈴木大輔・仲條世菜（ソウルデザイン）
モデル ………… 麻衣阿（MAIA STARSHIP）
写真 ……………… 高野広美
編集協力 ……… RIKA（チア・アップ）
印刷・製本 …… 中央精版印刷株式会社

ISBN 978-4-86410-620-7

編集担当 ……… 宮﨑綾